# 护理学理论指导与护理实践

主编　李春岩　牛　丽　刘绪雨　俞珊珊

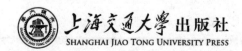

上海交通大学出版社
SHANGHAI JIAO TONG UNIVERSITY PRESS

**内容提要**

本书先介绍了护理学概述、基础护理技术；后分别阐述了神经内科、心内科、普外科等临床各科室常见疾病的护理，针对疾病的病因、病理、临床表现、护理问题、相应的护理措施、健康教育进行了详细阐述。本书既可以作为临床护理人员的参考用书，也可作为医学院在校医学生的学习资料。

**图书在版编目（CIP）数据**

护理学理论指导与护理实践 / 李春岩等主编. --上海 ：上海交通大学出版社，2023.12
ISBN 978-7-313-28928-5

Ⅰ．①护… Ⅱ．①李… Ⅲ．①护理学 Ⅳ．①R47

中国国家版本馆CIP数据核字（2023）第115162号

**护理学理论指导与护理实践**
HULIXUE LILUN ZHIDAO YU HULI SHIJIAN

主　　编：李春岩　牛　丽　刘绪雨　俞珊珊
出版发行：上海交通大学出版社
邮政编码：200030
印　　制：广东虎彩云印刷有限公司
开　　本：710mm×1000mm　1/16
字　　数：221千字
版　　次：2023年12月第1版
书　　号：ISBN 978-7-313-28928-5
定　　价：198.00元

地　　址：上海市番禺路951号
电　　话：021-64071208

经　　销：全国新华书店
印　　张：12.75
插　　页：2
印　　次：2023年12月第1次印刷

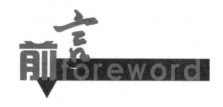

前言 foreword

　　护理工作在我国医疗卫生事业的发展中发挥着重要的作用,广大护理工作者在协助临床诊疗、救治生命、促进康复、减轻疼痛及增进医患和谐方面肩负着大量工作。医学的高速发展,推动着护理事业以前所未有的速度向前迈进。护理已由过去单纯的疾病护理转变为以人为中心、以护理程序为框架的责任制整体护理,且护理工作内容划分也越来越精细。在临床护理工作中,护理人员掌握临床护理评估技能的重要性日益凸显,正确运用护理评估技能,全面收集、整理和分析服务对象的健康资料是执行护理程序的关键环节。但目前我们缺乏具有护理学专业特点、符合临床护理工作需求、针对性强的护理评估实用书。鉴于此,我们组织了一批临床护理实践经验丰富的专家们编写了《护理学理论指导与护理实践》一书。在编写过程中,编者们参阅了国内外相关资料,结合了国内的具体形式及临床实践经验,力求反映出目前临床各学科的新进展、新技术。

　　本书先介绍了护理学概述、基础护理技术,后分别阐述了神经内科、心内科、普外科等临床各科室常见疾病的护理,针对疾病的病因、病理、临床表现、护理问题、相应的护理措施、健康教育进行了详细阐述。本书的主要特色是:①内容丰富、实用,覆盖广,根据专科护士应具备的职业素养,对本书的内容进行了精选和整合。②结构框架分明、条理清晰,理论与临床兼备。③题材新颖,契合临床。既有助于提高学生自主学习的兴趣,也与临床紧密相连。本书既可以作为临床护理人员的参考用书,也可作为医学院在校医学生的学习资料。

　　本书秉持整体护理理念,专科护理特点突出,书中尽量反映最新的临床知识,但医学科学技术的发展日新月异,本书出版后难免其中有些护理技术或措施又有新的发展,若存在欠妥之处,恳切希望各位专家、同行及时批评和指正。

《护理学理论指导与护理实践》编委会
2023 年 8 月

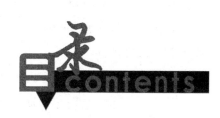

第一章　护理学概述 ·············································· (1)

　第一节　护理学的发展史 ······································ (1)

　第二节　护理学的定义、特性和研究方法 ·················· (13)

　第三节　护理学的任务、范畴和工作方式 ·················· (15)

　第四节　护理学的知识体系与学习方法 ···················· (19)

第二章　基础护理技术 ··········································· (22)

　第一节　铺床法 ·············································· (22)

　第二节　机械吸痰法 ·········································· (25)

　第三节　鼻饲法 ·············································· (27)

　第四节　导尿术 ·············································· (30)

　第五节　灌肠术 ·············································· (34)

　第六节　膀胱冲洗术 ·········································· (37)

　第七节　静脉输液 ············································ (38)

　第八节　静脉输血 ············································ (41)

第三章　神经内科护理 ··········································· (44)

　第一节　短暂性脑缺血发作 ···································· (44)

　第二节　脑出血 ·············································· (50)

第四章　心内科护理 ············································· (58)

　第一节　心绞痛 ·············································· (58)

　第二节　心律失常 ············································ (64)

　第三节　心力衰竭 ············································ (72)

第五章　普外科护理 ············································· (80)

　第一节　胃十二指肠损伤 ······································ (80)

第二节　小肠破裂 ………………………………………… (83)

第三节　肠套叠 …………………………………………… (87)

**第六章　妇科护理** ………………………………………… (94)

第一节　功能失调性子宫出血 ……………………………… (94)

第二节　围绝经期综合征 …………………………………… (99)

第三节　外阴炎及阴道炎 …………………………………… (102)

第四节　慢性宫颈炎 ………………………………………… (113)

**第七章　产科护理** ………………………………………… (117)

第一节　妊娠剧吐 …………………………………………… (117)

第二节　过期妊娠 …………………………………………… (120)

第三节　前置胎盘 …………………………………………… (124)

第四节　胎盘早剥 …………………………………………… (129)

第五节　胎膜早破 …………………………………………… (134)

第六节　胎儿窘迫 …………………………………………… (138)

第七节　脐带异常 …………………………………………… (141)

**第八章　儿科护理** ………………………………………… (145)

第一节　小儿惊厥 …………………………………………… (145)

第二节　小儿病毒性脑炎和脑膜炎 ………………………… (152)

第三节　小儿急性颅内压增高症及脑疝 …………………… (156)

第四节　小儿充血性心力衰竭 ……………………………… (160)

第五节　小儿原发性心肌病 ………………………………… (163)

第六节　小儿高血压 ………………………………………… (167)

第七节　小儿肠套叠 ………………………………………… (170)

**第九章　重症护理** ………………………………………… (173)

第一节　重症患者营养支持的护理 ………………………… (173)

第二节　重症脑膜炎、脑炎 ………………………………… (179)

第三节　重症肌无力 ………………………………………… (185)

第四节　重症病毒性肝炎 …………………………………… (190)

**参考文献** …………………………………………………… (197)

# 第一章 护理学概述

## 第一节 护理学的发展史

人们把护士比作"无翼天使",象征着护士职业的崇高。护士是以人类的健康为服务目标的科技工作者,犹如天使维护着人们的生命和健康。100多年来,护理学与医学一同发展,经历了自我护理、简单的清洁卫生护理、以疾病为中心的护理、以患者为中心的护理,直至以人的健康为中心的护理的发展历程。通过实践、教育和研究,不断得到了充实和完善,逐渐形成了特有的理论和实践体系,成为一门独立的学科。

护理产生于人类生存的需要,护理学的发展与人类的文明和健康息息相关。学习护理学的发展历史,可以使护士了解护理学发展过程中的经验及教训,分析及把握现在,预测未来,更好地满足社会对护理服务的需要,提高人们的健康水平。

### 一、国外护理学的发展史

自有人类以来就有护理,护理是人们谋求生存的本能和需要。因此,可以说护理学是最古老的艺术,最年轻的专业。

### (一)人类早期的护理

有了人类就有了生老病死,也就逐渐形成医疗和护理的实践活动。在古代,为谋求生存,人类在狩猎、械斗及与自然灾害抗争的活动中发生疾病、创伤,人们以自我保护式、互助式、经验式、家庭式等爱抚手段与疾病和死亡做斗争,由此积累了丰富的医疗、护理经验。古埃及,以木乃伊的制作著称于世,尸体防腐、尸体包裹即为绷带包扎术的创始,还有健眠术、止血、伤口缝合,以及用催吐、灌肠净化身体等护理技术;在社会发展进程中,人类逐渐认识到进熟食可减少胃肠疾病,开始了解饮食与胃肠疾病的关系;将烧热的石块或炒热的沙放在患处以减轻疼痛,这就是最原始而简单的热疗。古罗马十分重视个人卫生和环境卫生,修建公共浴室,修建上、下水道以供应清洁的饮水。印度最早有关医学的记载,见于公元前 1600 年婆罗门教的经典《吠陀经》,以此作为戒律、道德及医药行为的准则;它还包括治疗各种疾病的论述和要求人们有良好的卫生习惯,如每天刷牙、按时排便、洗涤等,叙述了医药、外科及预防疾病等方面的内容。在人类社会早期,由于科学的落后,医、药、护理活动长期与宗教和迷信活动联系在一起。公元初年基督教兴起,开始了教会 1 000 多年对医护的影响。教徒们在传播信仰、广建修道院的同时,还开展了医病、济贫等慈善事业,并建立了医院。这些医院最初为收容徒步朝圣者的休息站,后来发展为收治精神病、麻风等疾病的医院及养老院。一些献身于宗教的妇女,在从事教会工作的同时,还参加对老弱病残的护理,并使护理工作从家庭走向社会。她们当中多数人未受过专门的训练,但工作认真,服务热忱,有奉献精神,受到社会的赞誉和欢迎,是早期护理工作的雏形,对以后护理事业的发展有良好的影响。

**(二)中世纪的护理**

中世纪(476－1500 年),欧洲由于政治、经济、宗教的发展,频繁的战争,疾病流行,形成对医院和护士的迫切需要,这对护理工作的发展起到了一定的促进作用,护理逐渐由"家庭式"迈向了"社会化和组织化的服务",形成了宗教性、民俗性及军队性的护理社团。各国虽然建立了数以百计的大小医院,但条件极差,各种疾病的患者混杂住在一起,因此患者和医务人员的交叉感染率和病死率极高。这些医院大多受宗教控制,担任护理工作的多为修女,她们缺乏护理知识,得不到任何护理培训的机会,又无足够的护理设备,更谈不上护理管理。因此,当时的护理工作仅仅局限于简单的生活照料。

**(三)文艺复兴时期与宗教改革时期的护理**

文艺复兴使欧洲各国的政治经济发生了变化,科学的进步带动了医学的迅速发展。在此期间,人们揭开了对疾病的神话和迷信,对疾病的治疗有了新的依据。文艺复兴以后,因慈善事业的发展,护理逐渐摆脱教会的控制,从事护理的人员开始接受部分的工作训练以专门照顾伤病者,类似的组织相继成立,护理开始走向独立职业之旅。发生于 1517 年的宗教革命,使社会结构发生了变化,妇女地位下降,多数修道院及教会医院被毁或关闭,从事护理工作的修女也受到迫害,纷纷逃离医院,教会支持的护理工作由此停顿,导致护理人员极度匮乏。为了满足需要,一些素质较低的妇女进入护理队伍,她们既无经验又无适当训练,也缺乏宗教热忱,致使护理质量大大下降,护理的发展进入了历史上的黑暗时期。

**(四)南丁格尔的贡献与现代护理的诞生**

19 世纪中期,由于科学的不断发展,欧洲相继开设了一些护士训练班,护理的质量和地位有了一定的提高。1836 年,德国牧师西奥多·弗里德尔在凯撒威尔斯城建立了世界上第一个较为正规的护士训练班。南丁格尔曾在此接受了3 个月的护士训练,现代护理的发展主要是从南丁格尔时代开始的。

1.南丁格尔的事迹

19 世纪中叶,南丁格尔首创了科学的护理专业,护理学理论才逐步形成和发展,护理学教育也逐步走上了正轨。国际上称这个时期为"南丁格尔时代",这是护理学发展的一个重要转折点,也是现代护理学的开始。

南丁格尔,英国人,1820 年 5 月 12 日生于意大利的佛罗伦萨。她家境优裕,受过高等教育,具有较高的文化修养。她乐于关心和照顾受伤的患者,立志要成为一位为患者带来幸福的人。

1854—1856 年,英、法等国与俄国爆发了克里米亚战争。战争开始时,英军的医疗救护条件非常低劣,伤员死亡率高达 42%。当这些事实经报界披露后,国内哗然。南丁格尔立即写信给当时的英国陆军大臣,表示愿意带护士前往前线救护伤员。获准后,南丁格尔率领 38 名护士奔赴战地医院。在前线,南丁格尔充分显示了她各方面的才能,她利用自己的声望和威信进行募捐活动,并用募捐到的 3 万英镑为医院添置药物和医疗设备,改善伤员的生活环境和营养条件,整顿手术室、食堂和化验室,很快改变了战地医院的面貌,只能收容 1 700 名伤员的战地医院经她安排竟可收治 3 000~4 000 名伤员。在这里,她的管理和组织才能得到充分发挥。6 个月后,战地医院发生了巨大的变化,伤员死亡率从42%迅速下降至 2.2%。这种奇迹般的护理效果震动了全国,同时改变了英国朝野对护士们的评价并提高了妇女的地位,护理工作从此受到社会重视。南丁格尔建立了护士巡视制度,每天夜晚她总是提着风灯巡视病房,一夜巡视的路程在7 km 以上。许多士兵回英国后,把南丁格尔在战地医院的业绩编成小册子和无数诗歌流传各地。有一首诗在 50 年之后仍在英国士兵们重逢时传诵,诗中称"南丁格尔是伤员的保卫者、守护神,毫不谋私,有一颗纯正的心,南丁格尔小姐是上帝给我们最大的福恩"。南丁格尔终身未婚,毕生致力于护理的改革与发展,将一生贡献给了护理事业。

2.南丁格尔的贡献

(1)为护理的科学化发展提供了基础:南丁格尔对护理事业的杰出贡献,在于她使护理走向科学的专业化轨道,并成功地使护理从医护合一的历史状态中分离出来。基于她的努力,护理逐渐摆脱了教会的控制及管理而成为一种独立的职业。她认为"护理是一门艺术,需要以组织性、实务性及科学性为基础",她确定了护理学的概念和护士的任务,提出了公共卫生的护理思想,形成并发展了独特的环境学说,开创了护理理论研究的先河。她对护理专业及其理论的精辟论述,形成了护理学知识体系的雏形,奠定了近代护理理论基础,确立了护理专业的社会地位和科学地位,推动护理学成为一门独立的学科。

(2)创办了世界上第一所护士学校:经过克里米亚战场的护理实践,南丁格尔深信护理是科学事业,护士必经过严格的科学训练,同时还应是具有献身精神、品德高尚、在任何困难条件下都能护理伤病员的有博爱精神的人。1880年,南丁格尔在伦敦圣托马斯医院用"南丁格尔基金"创建了世界上第一所护士学校——南丁格尔护士训练学校,开创了护理正式教育的新纪元。早年毕业于南丁格尔护士训练学校的学生,后来都成了护理骨干,她们在各地推行护理改革,创建护士学校,弘扬"职业自由,经济独立,精神自立"的南丁格尔精神,使护理工作有了崭新的局面。

(3)著书立说指导护理工作:南丁格尔一生写了大量的笔记、书信、报告和论著等,其中最著名的是《医院札记》和《护理札记》。在《医院札记》中,她阐述了自己对改革医院管理及建筑方面的构思、意见及建议。在《护理札记》中,她阐述了自己的护理思想及对护理的建议。这两本书多年来被视为各国护士必读的经典护理著作,曾被翻译成多种文字。直到今日,她的理念和思想对护理实仍有其指导意义。

(4)创立了一整套护理制度:南丁格尔强调在设立医院时必须先确定相应的政策,采用系统化的护理管理方式,制订医院设备及环境方面的管理要求,从而提高护理工作效率及护理质量。在护理组织机构的设立上,要求每个医院必须设立护理部,并由护理部主任来管理护理工作;要适当授权,以充分发挥每位护理人员的潜能。

(5)其他方面:南丁格尔强调了护理伦理及人道主义观念,要求护士不分信仰、种族、贫富,平等对待每位患者。同时,注重护理人员的训练及资历要求等。

南丁格尔以高尚的品德、渊博的知识和远大的目光投身护理工作,开创了科学的护理事业,提高了护理专业和护理人员的地位,对医院管理,环境卫生、家庭访视、生命统计及红十字会等都有较大贡献,为了纪念南丁格尔,在伦敦圣托马斯医院、印度及佛罗伦萨等地均铸有她的塑像,以供后人景仰。1907年,为表彰南丁格尔在医疗护理工作中的卓越贡献,英国国王授予她最高国民荣誉勋章,使她成为英国首位获此殊荣的妇女。1912年,国际护士会(ICN)倡议各国医院和护士学校在每年5月12日(南丁格尔诞辰日)举行纪念活动,并将5月12日定为国际护士节,以缅怀和纪念这位伟大的女性,旨在激励广大护士继承和发扬护理事业的光荣传统,以"爱心、耐心,细心、责任心"对特每一位患者,做好护理工作。国际红十字会设立南丁格尔奖章,作为各国优秀护士的最高荣誉奖,每2年颁发一次。我国从1983年开始参加第29届南丁格尔奖评选活动,至2017年已有81位优秀护士获此殊荣。

**3.现代护理学的诞生**

19世纪以后,现代护理学的诞生与各国经济、文化、教育、宗教、妇女地位及人民生活水平的改善有很大的关系。护理学在世界各地的发展很不平衡,总体来看,西方国家的护理学发展较快,护士的地位相对较高,其他国家的护理学发展相对滞后。现代护理学的发展实际上就是一个向专业化发展的过程,主要表现在以下几个方面。

(1)护理教育体制的建立:自1860年以后,欧美许多国家的南丁格尔式的护士学校如雨后春笋般出现,并逐渐完善了护理高等教育体系。以美国为例,1901年约翰霍普金斯大学开设了专门的护理课程;1924年耶鲁大学首先成立护理学院,学生业后取得护理学士学位,并于1929年开设硕士学位;1964年加州大学旧金山分校开设了第一个护理博士学位课程。世界其他国家和地区也创建了许多护士学校及护理学院,形成了多层次的护理教育体例。

(2)护理向专业化方向的发展:主要表现在对护理理论的研究及探讨、对护理科研的重视及投入和各种护理专业团体的形成。护理学作为一门为人类健康事业服务的专业,得到了进一步的发展及提高。

(3)护理管理体制的建立:自南丁格尔以后,世界各国都相继应用南丁格尔的护理管理模式,并将管理学的原理及技巧应用到护理管理中,强调了护理管理中的人性管理,并指出护理管理的核心是质量管理,对护理管理者要求更加具体及严格,如美国护理协会(ANA)对护理管理者有具体的资格及角色要求。

(4)临床护理分科的形成和深化:从1841年开始,特别是第二次世界大战结束以后,由于科学技术的发展及现代治疗手段的进一步提高,使护理专业化的趋势越来明显,如目前在美国,除了传统的内、外、妇、儿、急诊等分科,还有重症监护、职业病、社区及家庭等不同分科的护理。

(5)护理专业团队的成立:1899年,国际护士会(ICN)在英国伦敦正式成立,现总部设在瑞士日内瓦。ICN是世界各国自治的护士协会代表组织的国际护士群众团体,到目前已由创立之初的7个成员国扩大到111个会员国,拥有会员140多万人。ICN的使命是"代表全世界的护士推进护理专业的发展,影响卫生政策的制定"。

**(五)现代护理学的发展**

现代护理学的发展过程也是护理学科的建立和护理专业形成的过程。自南丁格尔开办护士学校,创建护理专业以来,护理学科不断变化和发展。从护理学的实践和理论研究来看,护理学的变化和发展可以概括性地分为以下3个阶段。

1.以疾病为中心的护理阶段

以疾病为中心的护理阶段(19世纪60年代至20世纪50年代)出现在现代护理发展的初期,当时医学科学的发展逐渐摆脱了宗教和神学的影响,各种科学学说被揭示和建立。在解释健康与疾病的关系上,人们认为疾病是由于病原体或外伤等外因引起的机体结构改变和功能异常,"没有疾病就是健康",导致医疗行为都围绕着疾病进行,以消除病灶为基本目标,形成了"以疾病为中心"的医学指导思想。受这一思想影响,加之护理还没有形成自己的理论体系,协助医师诊断和治疗疾病成为这 时期护理工作的基本特点。

以疾病为中心的护理特点:①护理已成为一种专门的职业。②护理从属于医疗:护士是医师的助手;护理工作的主要内容是执行医嘱和各项护理技术操作,并在对疾病进行护理的长期实践中逐步形成了一套较为规范的疾病护理常规和护理技术操作规程。

2.以患者为中心的护理阶段

以患者为中心的护理阶段为20世纪50～70年代。随着人类社会的不断进步和发展,20世纪40年代,社会科学中许多有影响的理论和学说相继被提出和确定,如系统论、人的基本需要层次论、人和环境的相互关系学说等,为护理学的进一步发展奠定了理论基础,促进人们重新认识人类健康与心理、精神、社会环境之间的关系。1948年世界卫生组织提出了新的健康观,为护理的研究开拓了领域,20世纪50年代,"护理程序"和"护理诊断"的提出与运用使护理有了科学的工作方法。护理理论家罗杰斯提出的"人是一个整体"的观点受到人们的关注。1977年,美国医学家恩格尔提出了"生物-心理-社会"这一新的医学模式。

在这些思想的指导下,护理发生了根本性的变革,从"以疾病为中心"转向"以患者为中心"的护理阶段。

以患者为中心的护理特点:①强调护理是一门专业,护理学的知识体系逐步形成。②以患者为中心,对患者实施身、心、社会等方面的整体护理。③护理人员运用护理程序的工作方法解决患者的健康问题,满足患者的健康需要。④护士的工作场所主要还局限在医院内,护理的服务对象主要是患者。

**3.以人的健康为中心的护理阶段**

以人的健康为中心的护理阶段为 20 世纪 70 年代至今。随着社会的进步,科学技术的发展和人民物质生活水平的提高,人们对健康提出了更高的要求。工业化、城市化、人口老龄化进程加快,使疾病谱发生了很大的变化。过去对人类健康造成极大威胁的急性传染病已得到了较好地控制,而与人的生活方式和行为相关的疾病,如心脑血管疾病,恶性肿瘤,意外伤害等,成为威胁人类健康的主要问题,医疗护理服务局限在医院的现状已不能适应人们的健康需要,人们希望得到更积极更主动的卫生保健服务。1977 年,世界卫生组织提出了"2000 年人人享有卫生保健"的口号,使"以人的健康为中心"成为广大医务人员特别是护理人员工作的指导思想。

以人的健康为中心的护理特点:①护理学已成为现代科学体系中的一门综合自然、社会、人文科学知识的、独立的、为人类健康服务的应用学科。②护理的工作任务由患者转向促进人类健康,工作对象由原来的患者扩大为全体人类,工作场所由医院拓展至社区。

**二、中国护理学的发展史**

**(一)中医学与护理**

作为四大文明古国之一,中国的医药学为人类的医药发展做出了大的贡献,其特点是将人看成一个整体,按阴阳、五行、四诊、八纲、脏腑,辨别表里、寒热、虚实的征候,采取不同的原则进行有针对性的治疗与护理,建立了自己独特的理论体系治疗方法。中国传统医学长期以来医、药、护不分,强调三分治、七分养,养即为护理。在祖国医学发展史和丰富的医学典籍及历代名传记中,均有护理理论和技术的记载,许多内容对现代护理仍有指导意义。春秋时代名医扁鹊提出"切脉、望色、听声、写形,言病之所在",就是护理观察病情的方法。西汉时期写成的《黄帝内经》是我国现存最早的医学经典著作,其中强调对人的整体观念和疾病预防的思想,记载着疾病与饮食调节、精神因素、自然环境和气候变化的关系,如"五谷为养,五果为助,五禽为益,五菜为充""肾病勿食盐""病热少愈,食肉则复,多食则遗,此其禁也",并提出"扶正祛邪"和"圣人不治已病治未病"的未病先防的观念。东汉末年名医张仲景著有《伤寒杂病论》,发明了猪胆汁灌肠术、人工呼吸和舌下给药法。三国时期外科鼻祖华佗医护兼任,医术高明,创"五禽戏"。晋朝葛洪著《肘后方》。唐代名医孙思邈著有《备急千金要方》,宣传了隔离知识,如传染病患者的衣、巾、枕、镜不宜与人同之,还首创了导尿术。明清时期,瘟疫流行,出现了不少研究传染病防治的医学家,他们在治病用药的同时,十分重视护理,如胡正心提出用蒸汽消毒法处理传染病患者的衣物,还用艾叶燃烧、雄黄酒喷洒消毒空气和环境。中医护理的特点为整体观和辨证施护。中医护理的原则为扶正祛邪;标、本、缓、急;同病异护、异病同护;因时、因地、因人制宜;预防为主,强调治"未病"。中医治疗护理技术有针灸、推拿、按摩、拔火罐、刮痧、气功、太极拳、煎药法、服药法、食疗法等。现代营养学认为,只有全面而合理的膳食营养,即平衡饮食,才能维持人体的健康。最早提出平衡饮食观点的是中国,而且其排列的先后顺序十分科学。

### (二)中国近代护理的发展

中国近代护理事业的发展是同国家命运相联系的。在鸦片战争前后,随着西方列强的入侵,西方宗教和西方医学进入中国。1820年,英国医师在澳门开设诊所。1835年,英国传教士巴克尔在广州开设了第一所西医医院,两年后,这所医院以短训班的形式开始培训护理人员。1884年,美国护士兼传教士麦克尼在上海妇孺医院推行现代护理并于1887年开设护士培训班。1888年,美国护士约翰逊女士在福州一所医院里创立了我国第一所正式护士学校。1909年,中国护理界的群众性学术团体中华护士会在江西牯岭成立(1937年易名为中华护士学会,1964年改名为中华护理学会)。1920年,护士会创刊《护士季刊》;同年,中国第一所本科水平的护校在北京协和医学院内建立,学制4~5年,5年制毕业学生被授予理学士学位。1922年中华护士会加入国际护士会,成为国际护士会的第11个会员国。1931年在江西开办了"中央红色护士学校"。在抗战期间,许多医务人员奔赴延安,在解放区设立了医院,护理工作受到党中央的重视和关怀。1934年,教育部成立医学教育委员会护理教育专业委员会,将护理教育改为高级护士职业教育,招收高中毕业生,护理教育纳入国家正式教育体系。1941年在延安成立了中华护士学会延安分会,毛泽东同志于1941年和1942年两次为护士题词"护士工作有很大的政治重要性""尊重护士,爱护护士"。至1949年,全国有护士学校180多所,护士3万余人。

### (三)中国现代护理的发展

新中国成立后,我国的医疗卫生事业有了长足的发展,护理工作进入了一个新的发展时期,特别是党的十一届三中全会以后,改革开放政策进一步推动了护理事业的发展。

**1.教育体制逐步健全**

1950年,第一届全国卫生工作会议对护理专业的发展做了统一规划,专业教育定位在中专,学制3年,由卫生部制定全国统一的教学计划和大纲,结束了过去医院办护士学校的分散状态。1961年,北京第二医学院恢复了高等护理教育。1966—1976年"文化大革命"期间,护理教育受到严重影响,护士学校被迫停办。1970年后,为解决护士短缺问题,许多医院开办了2年制的护士培训班。1976年后,中国护理教育进入恢复、整顿、加强和发展的阶段。1979年,卫生部发出《关于加强护理工作的意见》和《关于加强护理教育工作的意见》的通知,统一制订了中专护理教育的教学计划,编写了教材和教学大纲,着手恢复和发展高等护理教育。1980年,南京医学院率先开办高级护理进修班,这是"文化大革命"之后第一个开办的高级护理进修班,学制3年,毕业后获大专学历。1983年,天津医学院率先开设了5年制护理本科专业,毕业后获学士学位。1984年1月,教育部联合卫生部在天津召开了全国高等护理专业教育座谈会,决定在医学院校内增设护理专业,培养本科水平的高级护理人才,充实教育、管理等岗位,以提高护理工作质量,促进护理学科发展,尽快缩短与先进国家的差距。这次会议不仅是对高等护理教育的促进,也是我国护理学科发展的转折点。

1985年,全国有11所医学院校设立了护理本科教育。1987年,北京市高等教育自学考试委员会率先组织了护理专业大专水平的自学考试。1992年,北京医科大学护理系开始招收护理硕士研究生,结束了我国不能自主培养护理硕士的历史。2004年,第二军医大学开始招收护理博士生,开始了我国护理博士的教育,形成了中专、大专、本科、硕士生、博士生5个层次的护理教育体系。同时,还注意开展护理学成人学历教育和继续教育。1997年,中华护理学会在无锡召开继续护理学教育座谈会,制定了相应的法规,从而保证了继续护理学教育走向制度化、规范化、标准化,促进了护理人才的培养,推动了护理学科的发展。目前,全国不仅有650多所从事大专、中专护理教育的院校,170多所能够进行本科护理教育的院校,60多所高校招收护理硕士研究生,还培养出一批护理学博士。截至2015年底,我国注册护士总数达到324.1万,大专及以上护士占比达到

62.5%。

**2.临床实践不断深化**

1950年以来,临床护理工作一直以疾病为中心,护理技术操作常规多围绕完成医疗任务而制定,护士是医师的助手,护理工作处于被动状态。1980年以后,随着改革开放政策的落实,逐渐引进国外有关护理的概念和理论,认识到人的健康受生理、心理、社会、文化等诸多因素的影响,护理人员开始加强基础护理工作,分析、判断患者的需求,探讨如何进行以人为中心的整体护理,开始应用护理程序的方法主动为患者提供护理服务,护理工作的内容和范围不断扩展。护理人员的专业水平日益提高,器官移植、显微外科、大面积烧伤、重症监护、介入治疗、基因治疗等专科护理,以及中西医结合护理、家庭护理、社区护理等迅猛发展。

**3.护理管理日趋成熟**

(1)健全了护理指挥系统:为加强对护理工作的领导,国家卫生健康委员会医政医管局下设医疗与护理处,负责管理全国护理工作,制定有关政策法规。各省、市、自治区卫生部门在医政处下设专职护理管理干部,负责管辖范围内的护理工作。各级医院健全了护理管理体制,以保证护理质量。

(2)建立了晋升考核制度:1979年,国务院批准卫生部颁发的《卫生技术人员职称及晋升条例(试行)》,明确规定了护理专业人员的技术职称分为"护士""护师""主管护师""副主任护师""主任护师"5级。根据这一条例,各省、市、自治区制定了护士晋升考核的具体内容与办法,使护理人员具有了完整的晋升考试制度。

(3)实施了护士执业资格考试和执业注册制度:1993年3月,卫生部颁发了我国第一个关于护士执业与注册的部长令和《中华人民共和国护士管理办法》。1995年6月,在全国举行首次护士执业资格考试,考试合格获得执业证书,方可申请注册。2008年5月12日起施行《护士条例》,我国护理管理逐步走上了标准化、法制化的管理轨道。

**4.护理研究逐渐深入**

1990年后,接受高等护理教育培养的学生进入临床、教学和管理岗位,我国的护理研究有了较快的发展。护理科学研究在选题的先进性、设计的合理性、结果的准确性、讨论的逻辑性方面均有较快的发展。一些高等护理教育机构或医院设立了护理研究中心,为开展护理研究提供场所和条件,所进行的研究课题以及研究成果对指导临床护理工作起到了积极作用。1993年,中华护理学会第 21 届理事会在北京召开首届护理科技进步奖颁奖及成果报告会,并宣布"护理科技进步奖评选标准"及每 2 年评奖一次的决定。护理研究走上了一个更高的台阶。

5.学术交流日益繁荣

1950 年以后,中华护士学会积极组织国内的学术交流。特别是 1977 年以来,中华护理学会和各地分会先后恢复学术活动,多次召开护理学术交流会,举办各种不同类型的专题学习班、研讨会等。中华护理学会和各地护理学会成立了学术委员会和各专科护理委员会,以促进学术交流。1954 年创刊的《护理杂志》复刊,1981 年更名为《中华护理杂志》。《护士进修杂志》《实用护理杂志》等几十种护理期刊相继创刊。护理教材、护理专著和科普读物越来越多。1952 年,中华护士学会开始参加国际学术交流,与前苏联、南斯拉夫等国家和地区进行护理学术交流。1980 年以后,国际学术交流日益增多,中华护理学会及各地护理学会多次举办国际学术会议、研讨会等,并与多个国家开展互访交流和互派讲学,提供相互了解、学习、交流和提高的机会。各医学院校也积极参与国际学术交流,同时选派一批护理骨干和师资出国深造或短期进修,获硕士学位或博士学位后回国工作。1985 年,卫生部护理中心在北京成立,进一步取得了 WHO 对我国护理学科发展的支持。通过国际交流,开阔了眼界,活跃了学术气氛,增进和发展了我国护理界与世界各国护理界的友谊,促进了我国护理学科的发展。

**(四)对中国护理未来发展的展望**

1.护理教育高层次化

随着人们对医疗保健需求的增加,使得社会对护理人力资源的水平和教育层次也提出更高的标准。护理人员必须不断学习新知识、新技术来提高自己的能力和水平,护理教育也需依据市场对人才规格的要求,逐步调整护理教育的层次结构。2011 年,国务院学位委员会正式批准护理学为医学门类下属的一级学科,这必将推动我国高等护理教育的科学化、规范化发展,护理学研究生教育将进入规模与质量并进的快速发展轨道。因此,护理教育将向高层次方向发展,形成以高等护理教育为教育的主流,大专、本科、硕士、博士及博士后的护理教育将不断地完善和提高。

2.护理实践专科化

临床高科技医疗设备、先进治疗方法的不断更新,以及我国对优质护理服务工程的开展与深化,都对临床护士的专业素质提出了更高的要求。培养高素质的专科护理人才,处理复杂疑难的病例,为患者提供全面及连续性的护理,也是与国际护理学科接轨的重要策略。"十二五"期间实施了专科护理岗位护士的规范化培训工作,至 2015 年为全国培养了 2.5 万名临床专科护士。

3.护理管理标准化

护理管理的宗旨是以优质护理服务为患者提供全面、全程、专业、人性化的护理。通过完善护理质量标准、规范,促进护理质量的持续改进,提高临床护理服务水平。目前,西方发达国家实施护理质量标准化管理,质量标准包含了护理工作的全部内容,是所有提供护理服务机构的护理质量管理依据。如美国、加拿大护理界制定了相应的护理质量标准指南。我国首次颁布的《临床护理实践指南(2011 版)》,是我国护理走向标准化的起步。该指南明确了临床护理的技术要点,突出对患者的专业评估、病情观察、人文关怀和健康指导,将有效地指导临床护士科学、规范地从事专业实践活动,为患者提供安全、优质的整体护理。此外,随着我国法制化建设的推进,医疗护理的相关法律、法规将不断完善,护理的标准化管理将会逐步取代经验管理。

4.护理工作国际化

护理工作国际化主要是指专业目标国际化、专业标准国际化、职能范围国际化、教育国际化、管理国际化、人才流动国际化。随着全球经济一体化进程的加快,护理领域国际化交流与合作日益深化,跨国护理援助和护理合作增多,知识和人才交流日趋频繁。由于世界性护理人才资源匮乏,使中国的护士有机会迈出国门,进入国际市场就业。2013 年 5 月 8 日,国际护士会恢复中华护理学会的国际护士会会员资格,标志着中国的护理事业真正迈向了国际舞台。面对这种国际化发展趋势,21 世纪的护理人才应该是具有国际意识、国际交往能力、国际竞争能力和相应知识与技能的高素质人才。

5.护理务特色化

随着护理学科的发展,未来护理人员所采取的护理模式将是以个案为中心的整体性护理。运用护理程序,尊重护理对象的个人自主权益,做到个别性、连续性、整体性的护理服务,强调护理诊断,并以此统一护理专业间的沟通。在我国,将中医护理的理论融入现代护理理论中,创建具有中国特色的护理理论和技术方法已成为一个重要的课题和研究方向。

# 第二节 护理学的定义、特性和研究方法

### 一、护理学的定义

护理学是以自然科学与社会科学理论为基础,研究有关维护、促进、恢复人类健康的护理理论、知识、技能及其发展规律的综合性、应用性学科。护理学运用了多方面的自然科学理论,如数学、化学、生物学,解剖学和生理学等,同时也综合了大量的社会、人文科学知识,如社会学、心理学、护理美学、行为学和护理伦理学等。护理学的内容及范围涉及影响人类健康的生物、社会心理、文化及精神等各个方面的因素。

### 二、护理学的特性

#### (一)科学性

护理学应用了自然科学、社会科学、人文科学理论知识作为基础,并且自身的理论知识体系也有很强的科学性。护理学有专门的护理专业技术操作,同时有伦理准则和道德规范指导护理专业技术操作。

#### (二)社会性

护理工作面向社会,给社会带来很多效益。社会的进步和改革又影响护理学的发展。

#### (三)艺术性

护理的对象是人,人兼有自然属性和社会属性。护理学既要研究人的生物属性和结构,又要关注人的心理和社会属性。对于人的生理、心理和社会活动的整体本质的理解,需要从科学和艺术结合的角度去研究。正如南丁格尔指出的:"人是各种各样的,由于社会地位、职业、民族、信仰、生活习惯、文化程度的不同,所患的疾病与病情也不同,要使千差万别的人都能达到治疗和康复所需要的最佳身心状态,本身就是一项最精细的艺术。"

#### (四)服务性

护理是一种服务,护理为人类和社会提供不可缺少的健康服务,是帮助人的一种方式而不是有形的商品。因此,护理学是一门服务性很强的综合性应用科

学,也属于生命科学的范畴。

### 三、护理学的研究对象与方法

#### (一)研究对象

随着单纯的生物医学模式向生物-心理-社会医学模式的转变,护理理念发生了根本的变化,护理学的研究对象也由单纯的患者发展到全体的人类,即包括现存健康问题的人、潜在健康问题的人和健康人群,以及由人组成的家庭、社区和社会。护理的最终目标是提高整个人群的健康水平。

#### (二)研究方法

护理活动是一项涉及数理化、生物学、医学、工程技术学等自然科学,同时又涉及心理学、伦理学、社会学等人文社会科学的多学科的综合性实践活动,这既决定了护理研究范围和研究对象的广泛性,也决定了护理研究方法的多样性。护理学研究的类型可以分为两类。

1.实验性研究

实验性研究是按护理研究目的,合理地控制或创造一定条件,并采用人为干预措施,观察研究对象的变化和结果,从而验证假设,探讨护理现象因果关系的一种研究方法。实验性研究以患者为研究对象时,"知情同意"和保证不损害患者的权益是必须注意的原则。

实验性研究的结果科学客观,有说服力。但是,由于护理研究的问题较难控制各种混杂因素,受到护理实际工作的许多限制;同时由于护理科研起步较晚,护理现象的要素及因素间的联系规律尚未完全清楚,因此实验性研究在护理研究中的应用受到很大的限制。在实际的实验性研究工作中,由于试验条件的限制,不能满足随机分组的原则,或缺少其他1个或2个实验性研究的特征,将这种实验性研究称为类实验性研究,也有人称为半实验性研究。

2.非实验性研究

非实验性研究是不施加任何影响和处理因素的研究,是实验性研究的重要基础,在护理研究中发挥重要作用。常用的非实验性研究如下。

(1)描述性研究:是通过有目的的调查、观察等方法描述护理现象的状态,从中发现规律或找出影响因素。

(2)相关性研究:是在描述性研究的基础上,探索各个变量之间的关系的研究。

(3)比较性研究:是对已经存在差异的两组人群或现象进行比较研究,从而发现引起差异的原因。根据研究目的又可以将比较性研究分为回顾性研究和前瞻性研究两种,前者是探究造成目前差异原因的研究;后者是观察不同研究对象持续若干时间以后的情况变化。

(4)个案研究:是在护理实践中,通过对特殊的病例进行深入的观察和研究,从面总结经验的研究方法。

# 第三节　护理学的任务、范畴和工作方式

## 一、护理学的任务

随着社会的发展和人类生活水平的提高,护理学的任务和目标已发生了深刻的变化。1965 年 6 月修订的《护士伦理国际法》中现定:护士的权利与义务是保护生命,减轻痛苦,促进健康;护士的唯一任务是帮助患者恢复健康,帮助健康人提高健康水平。护理学的最终目标是通过护理工作,保护全人类的健康,提高整个人类社会健康水平。因此,护理学的任务和目标可概括为以下 4 个方面。

### (一)促进健康

促进健康就是帮助个体、家庭和社区发展维持和增强自身健康的资源。这类护理实践活动包括教育人们对自己的健康负责、形成健康的生活方式、解释改善营养和加强锻炼的意义、鼓励戒烟、预防物质成瘾、预防意外伤害和提供信息以帮助人们利用健康资源等。

### (二)预防疾病

预防疾病的目标是通过预防疾病达到最佳的健康状态。预防疾病的护理实践活动包括:开展妇幼保健的健康教育、增强免疫力、预防各种传染病、提供疾病自我监测的技术、评估机构、临床和社区的保健设施等。

### (三)恢复健康

恢复健康的护理实践活动是护理人员的传统职责,帮助的是患病的人,使之尽快恢复健康,减少伤残水平,最大限度地恢复功能。这类护理实践活动包括:为患者提供直接护理,如执行药物治疗、生活护理等;进行护理评估,如测血压、留取标本做各类化验检查等;和其他卫生保健专业人员共同研讨患者的问题;教

育患者如何进行康复活动;帮助疾病康复期的患者达到最佳功能水平。

### (四)减轻痛苦

减轻痛苦的护理实践活动涉及对各种疾病患者、各年龄段临终者的安慰和照顾,包括帮助患者尽可能舒适地带病生活,提供支持以帮助人们应对功能减退、丧失,直至安宁地死亡。护理人员可以在医院、患者家中和其他卫生保健机构,如临终关怀中心开展这些护理实践活动。

## 二、护理学的范畴

### (一)护理学的理论范畴

随着护理学的研究对象从研究单纯的生物人向研究整体人、社会人方向转变,护理的专业知识结构也发生了变化,在现有的护理学专业知识基础上,还研究发展自己的理论框架、概念模式,吸收其他学科的理论,如社会学、心理学、伦理学、美学、教育学和管理学等,以构成自己的专业知识体系,更大范围地充实和促进护理学科的发展。

### (二)护理学的实践范畴

1.临床护理

临床护理的服务对象是患者,工作内容包括基础护理和专科护理。

(1)基础护理:是临床各专科护理的基础,是应用护理学基本理论、基础知识和基本技术来满足患者的基本生活、心理、治疗和康复的需要,如饮食护理、排泄护理、病情观察、临终关怀等。

(2)专科护理:是以护理学及相关学科理论为基础,结合各专科患者的特点及诊疗要求,对患者实施身心整体护理,如消化内科患者的护理、急救护理等。

2.社区护理

社区护理的服务对象是社区所有人口,包括患病的人和健康的人,包括个人、家庭和社区。它以临床护理的理论、技能为基础,对社区所有成员进行疾病预防、妇幼保健、健康教育、家庭护理、健康保健服务输送系统的改进等工作。以帮助人们建立良好的生活方式,促进全民健康水平的提高。

3.护理教育

护理教育是我国现阶段发展最快的实践领域,也是护理学最高层次人才会聚的领域。目前,我国护理教育体系由 3 个部分组成。①基础护理学教育:包括中专、大专、本科。②毕业后护理学教育:包括岗位培训和研究生教育。③继续护理学教育:主要是为从事护理工作的在职人员提供学习新理论、新知识、新技术、新方法为目的的终身性教育。

### 4.护理管理

护理管理是运用现代管理学的理论和方法对护理工作的各要素——人、财、物、时间、信息进行组织、计划,应用、调控等,最终达到降低成本消耗,提高质量效益的目标。系统化管理以确保护理工作正确、及时、安全、有效地开展,为患者提供完善、优质的服务。

### 5.护理科研

护理学的发展依赖于护理科研。护理科研是用观察、调查分析、实验,现象学等多学科研究方法揭示护理研究对象性质、护理学发展规律,创造新的护理学知识、护理学方法和技术,最终实现提高护理学学科的科学性和应用水平的目的。

## 三、护理工作方式

护理工作方式是一种为了满足护理对象的护理要求,提高护理工作质量和效率,根据护理人员的工作能力和数量,设计出来的不同结构的工作分配方式。在不同的历史时期,不同的社会文化背景下,受不同护理理念的影响及工作环境、工作条件等的限制,相继出现了各种不同的护理工作方式。护理工作方式体现了不同历史时期中的医学模式以及当时人们对健康的认识,主要有以下5种护理工作方式。

### (一)个案护理

个案护理是一位护士护理一位患者,即由专人负责实施个体化护理。

护理特点:专人负责实施个体化护理;责任明确,能掌握患者的全面情况;适用于危重患者、特殊患者及临床教学的需要,但消耗人力。

### (二)功能制护理

功能制护理是一种以疾病为中心的护理模式,以完成各项医嘱和常规的基础护理为主要工作内容,将日常工作任务根据工作性质机械地分配给护理人员,护士被分为"治疗护士""办公室护士""生活护理护士""巡回护士"等班次来完成护理服务。

护理特点:以完成医嘱和执行常规为主要工作内容,又以工作内容为中心分配任务,分工明确,流水作业,易于组织管理、节省人力。但是较机械,与患者交流少、较少考虑患者的心理和社会需求,护士不能全面掌握患者的情况。

### (三)小组护理

小组护理以分组护理的方式对患者进行整体护理。护士分成小组进行护理活动,一般每个护理组分管 10～15 位患者。小组成员由不同级别的护理人员构成,各司其职,在小组长的计划、指导下提供护理服务。

护理特点:分组管理患者,各级护士各司其职,护理小组的成员可以同心协力,有较好的工作气氛。护理工作有计划、有步骤、有条理地进行,新护士分配到病区时不至于因不熟悉工作而引起情绪紧张。但是,由于每个护理人员没有确定的护理对象,会影响护理人员的责任心;整个小组的护理工作质量受小组长的能力、水平和经验的影响较大;也可能因对患者护理过程的不连续以及护理人员交替过程中的脱节而影响护理质量。

### (四)责任制护理

责任制护理从以疾病为中心的护理转向了以患者为中心的护理,按照护理程序的工作方法对患者实施整体护理。护士增强了责任感,真正把患者作为“我的患者”;患者增加了安全感,具有护士是“我的护士”的归属感,使护患关系更加密切。护理工作由责任护士和辅助护士按护理程序的工作方法对患者进行全面、系统和连续的整体护理,要求责任护士从患者入院到出院均实行 8 小时在班,24 小时负责制。由责任护士评估患者情况、制订护理计划、实施护理措施及评价护理效果,辅助护士按责任护士的计划实施护理。

护理特点:由责任护士、辅助护士按护理程序对患者进行全面、系统、连续的整体护理;能以患者为中心,掌握患者全面情况。但是,文件书写多、人员需要多,要求对患者 24 小时负责难以做到;责任护士之间较难相互沟通和帮助。

### (五)综合护理

综合护理是一种通过有效地利用人力资源、恰当地选择并综合运用上述几种工作方式,为服务对象提供高效率、高质量、低消耗的护理服务的工作方式。

护理特点:各医疗机构可根据机构的特点和资源配备情况,选择符合自身特点的护理工作方式和流程,最终目标是促进患者康复,维持其最佳健康状态;根据患者需要,加强对护理人员的培训;要求明确不同层次人员和机构的职责与角色,既考虑了成本效益,又为护士的个人发展提供了空间和机会。

以上各种护理工作方式是有继承性的,新的工作方式总是在原有的工作方式基础上有所改进和提高。每一种护理工作方式在护理学的发展历程中都起着重要作用,各种工作方式可以综合运用。

## 第四节 护理学的知识体系与学习方法

### 一、护理学的知识体系

护理学经过100多年的发展,特别是近几十年的发展,已逐渐形成了相对稳定的知识体系,具有其独特性及科学性。它包括以下内容。

**(一)基础知识**

1.自然科学基知识

自然科学基知识包括生物学、数学、物理学、化学等。

2.人文社会科学基础知识

人文社会科学基础知识包括语文、社会学、政治和经济学、哲学、心理学、美学、外语、法律基础、伦理等。

3.医学基础知识

医学基础知识包括人体解剖学、人体生理学、微生物与寄生虫学、免疫学、药理学、生物化学等。

4.其他

其他包括统计学、信息学、计算机应用等。

**(二)护理专业知识**

1.专业基础

专业基础包括护理学导论、基础护理学、健康评估、人际沟通与护理礼仪等。

2.专科护理

专科护理包括内科护理学、外科护理学、妇产科护理学、儿科护理学、精神科护理学、急危重症护理学、耳鼻喉科护理学、老年护理学等。

3.预防保健及公共卫生方面的知识

预防保健及公共卫生方面的知识包括社区护理学、预防医学、流行病学、康复护理学等。

4.护理管理、教育及研究方面的知识

护理管理、教育及研究方面的知识包括护理管理学、护理教育学、健康教育学、护理科研等。

以上介绍的知识结构是以传统的学科课程分类的方法。目前,一些护理院校为了体现以人的健康为中心的护理理念,与国际先进护理教育接轨,采用综合课程模式,以人的生命周期设置护理专业课程。设置的课程有成人护理学、妇女与儿童护理学、老年护理学、临终关怀等。

## 二、护理学的学习方法

护理学具有自然学科和人文社会学科的双重属性,以及其科学性、实践性、艺术性和服务性,这就决定了护理专业的学习具有自身的特点。

### (一)树立以人为本观念,注重培养求实的科学态度和慎独精神

护理服务对象是人,要求护理工作者具有以人为本的护理理念,设身处地地为患者着想,关心、体贴患者,并尽量满足患者的身心需求。同时,学会与患者沟通,建立良好的护患关系。护理学是一门实用性很强的学科,有科学的临床实践操作,护生在学校学习过程和临床实习过程中要培养严谨求实的科学态度,认真对待每一项操作,同时培养慎独修养,珍惜每一位患者的生命,对工作认真负责。

### (二)注重护理学知识记忆方法的培养

护理学知识体系中包括许多基础内容,比如人体解剖学的结构和形态、生理功能和正常值、基础护理中"三查七对"的内容等,这些基础知识需要我们牢记。在护理学学习过程中常用的知识记忆方法如下。

#### 1.有意记忆法

有明确目的或任务,凭借意志努力记忆某种材料的方法叫有意记忆。在学习护理学知识过程中,要有明确的学习目的,勤用脑想、用心记,学习时专心致志,留心把重要的内容记住。

#### 2.理解记忆法

在积极思考达到深刻理解的基础上记忆材料的方法叫理解记忆法。在护理学学习过程中,积极思考把学习内容分成大小段落和层次,找出它们之间内在的逻辑联系而进行学习,理解越深刻,记忆越牢固。

#### 3.联想记忆法

联想就是当人脑接受某一刺激时浮现出与该刺激有关的事物形象的心理过程。在学习护理学知识时用与该知识内容相似、相近或相反的事物容易产生联想,用联想的方法增强知识的记忆。

#### 4.作业记忆法

通过做试题、作业,讨论汇报等检测方法,可以检验和巩固记忆。在这过程

中发现自己知识薄弱的环节,复习知识、巩固知识,加强知识的记忆。

### (三)注重护理实践操作的培训

护理学是一门应用性很强的学科,不仅有很系统的理论知识,还有很强的实践操作知识。所以,我们不仅要掌握理论知识,更重要的是把护理学的知识应用到临床实践操作中。由于临床实践操作直接影响患者的治疗效果,并与患者的舒适、安全密切相关,所以护理专业的学生必须掌握过硬的护理实践操作。学好护理实践操作离不开实践学习法。实践学习法主要包括实训室学习法和临床学习法。

1.实训室学习法

实训室学习法是护生学习护理学重要的方法,护生在实训室里认真看教师示教,然后按规范的操作程序逐步反复地模拟练习,直至完全掌握每一项护理操作。

2.临床学习法

临床学习法是提高护生护理操作技能的一种很有效的方法。但是,临床学习的前提条件是护生实训室内各项技能操作已经达到教学所规定的标准要求,考核优秀。在临床学习过程中,护生要严格要求自己,树立良好的职业道德,认真对待每一项护理操作,虚心接受临床带教教师的指导。

通过临床学习,护生的护理学操作技能达到很熟练的程度,能很灵活的运用各项操作。在实践操作中,结合护理学理论知识,及时发现问题、解决问题,更牢固的掌护理学知识。

### (四)注重创造性思维能力和护理科研能力的训练

医学和护理学知识更新快,教学相对滞后,护理教师不可能在较短的时间内传授所有的知识。护生应学会主动学习和独立学习,学会利用图书馆、计算机网络等资源,拓展知识面,提高自学能力,在护理教学中,护理教师应以学生为主体,鼓励学生善于思考、敢于提出质疑、大胆阐述个人观点,创造利于培养学生评判性思维的学习氛围,使学生能够敢于提出问题、主动收集资料、分析问题并解决问题。

护理要适应时代需求而发展,就要有创新精神,要做科学的研究,护理学迫切需要培养具备科研能力的高层次的护理人才。多数护理学校开设了护理研究的课程,通过学习和实践护理研究的选题、查阅文献、科研设计和实施、结果的评价等过程,了解科学研究的方法,培养科研的能力。

# 第二章 基础护理技术

## 第一节 铺 床 法

### 一、备用床

**(一)目的**

保持病室整洁,准备接收新患者。

**(二)操作前准备**

1.操作护士

着装整洁,修剪指甲,洗手,戴口罩。

2.物品准备

床、床垫、床褥、棉被或毛毯、枕芯、床罩/床单、被套、枕套。

3.环境

整洁、安静。

**(三)操作过程**

(1)移开床旁桌椅于适宜位置。

(2)用物按使用顺序放于床旁椅上。

(3)检查床垫。

(4)将床褥齐床头平放于床垫上,并铺平。

(5)铺床单或床罩。

(6)将棉被或毛毯套入被套内。

(7)两侧内折后与床内沿平齐。

(8)尾端塞于床垫下。

(9)套枕套,将枕头平放于床头正中。

(10)移回床旁桌、椅。

(11)处理用物,洗手。

**(四)注意事项**

(1)注意省时、节力,防止职业损伤。

(2)铺床时病室内无患者进食或治疗。

**(五)评价标准**

(1)用物准备齐全。

(2)床单位整洁、美观。

**二、麻醉床**

**(一)目的**

便于接收和护理麻醉手术后的患者;使患者安全、舒适、预防并发症。

**(二)操作前准备**

1.评估患者

诊断、病情、手术和麻醉方式。

2.操作护士

着装整洁、修剪指甲、洗手、戴口罩。

3.物品准备

(1)床上用物:床垫、床褥、棉被或毛毯、枕芯、床罩、一次性中单、被套、枕套。

(2)麻醉护理盘:治疗巾、开口器、舌钳、通气导管、牙垫、弯盘、吸氧管、吸痰管、棉签、压舌板、镊子、纱布。

(3)其他:心电监护仪、听诊器、血压计、吸氧装置、吸痰装置、生理盐水、手电筒、胶布、护理记录单、笔、输液架。

4.环境

安静、整洁。

**(三)操作过程**

(1)移开床旁桌椅于适宜位置。

(2)用物按使用顺序放于床旁椅上。

(3)从床头至床尾铺平床褥后,铺上床罩、根据患者手术麻醉情况和手术部位铺中单。

(4)将棉被或毛毯套入被套内。

(5)盖被尾端向上反折,齐床尾。

(6)将背门一侧盖被塞于床垫下,对齐床缘。

(7)将近门一侧盖被边缘向上反折,对齐床缘。

(8)套枕套后,将枕头横立于床头正中。

(9)移回床旁桌、椅。

(10)处理用物。

(11)洗手。

**(四)注意事项**

(1)注意省时、节力,防止职业损伤。

(2)枕头平整、充实。

(3)病室及床单位整洁、美观。

**(五)评价标准**

(1)用物准备齐全。

(2)操作过程规范,符合省时、省力原则。

(3)床单位整洁、美观、符合术后护理要求。

## 三、卧床患者更换床单

### (一)目的

为卧床患者更换床单,保持清洁,增进舒适。

### (二)操作前准备

**1.告知患者**

更换床单的目的及过程,教会患者配合方法。

**2.评估患者**

(1)病情、意识、身体移动能力及合作程度。

(2)有无肢体活动障碍、偏瘫和骨折。

(3)有无引流管、输液管及伤口,有无尿便失禁。

(4)年龄、性别、体重、心理状态与需求。

**3.操作护士**

着装整洁、仪表端庄、洗手、戴口罩。

**4.物品准备**

护理车、清洁的大单、一次性中单、被套、枕套、床刷及半湿状布套、污衣袋等。

**(三)操作过程**

(1)根据需要移开床旁桌椅。

(2)松开固定在床单上的各种引流管,防止引流管脱落。

(3)移枕头,协助患者移向对侧。

(4)松开近侧各层床单,将其上卷于中线处塞于患者身下。

(5)扫床。

(6)按序依次铺近侧各层床单。

(7)移枕头,协助患者移至近侧。

(8)同法,铺另一侧。

(9)整理盖被,更换枕套。

(10)固定引流管。

(11)协助患者取舒适卧位,必要时上床挡。

(12)整理用物,洗手。

**(四)注意事项**

(1)保证患者安全,体位舒适。

(2)注意节力。

(3)注意观察病情变化。

**(五)评价标准**

(1)用物准备齐全。

(2)操作过程规范,符合省时、省力原则。

(3)床单位整洁、美观、患者安全舒适。

# 第二节 机械吸痰法

## 一、目的

清除呼吸道分泌物,保持呼吸道通畅,预防并发症发生。适用于排痰无力、痰液黏稠、意识不清、危重、老年体弱及身体各脏器衰竭者。可通过患者口腔、鼻腔、气管插管或气管切开处进行负压吸引。

## 二、准备

### (一)用物准备

(1)治疗盘外:电动吸引器或中心吸引器包括:马达、偏心轮、气体过滤器、压力表、安全瓶、贮液瓶。开口器、舌钳、压舌板、电源插座等。

(2)治疗盘内:带盖缸 2 只(1 只盛消毒一次性吸痰管若干根、1 只盛有消毒液的盐水瓶)、消毒玻璃接管、治疗碗 2 个(1 只内盛无菌生理盐水、1 只内盛消毒液用于消毒玻璃接管)、弯盘、消毒纱布、无菌弯血管钳一把、消毒镊子一把、棉签一包、液状石蜡、冰硼散等,急救箱 1 个备用。

### (二)患者、护理人员及环境准备

患者取舒适体位,稳定情绪,了解吸痰目的、方法、注意事项及配合要点。护理人员应衣帽整齐,修剪指甲,洗手,戴口罩。环境安静、整洁、光线、温湿度适宜。

## 三、操作步骤

(1)携用物至病床旁,接通电源,打开开关,调节负压,检查吸引器性能。

(2)检查患者口腔(昏迷患者可借助压舌板及开口器)、鼻腔,有无义齿,如有应先取下活动义齿,患者头部转向一侧,面向操作者。

(3)连接吸痰管,先吸少量生理盐水。用于检查吸痰管是否通畅,并润滑吸痰管前端。

(4)一手反折吸痰管末端,另一手持无菌弯血管钳或无菌镊子夹取吸痰管前端,插入口咽部10~15 cm(过深可触及支气管处,易堵塞呼吸道)后,放松吸痰管末端,先吸口咽部分泌物,再吸气管内分泌物。吸痰时采取上下左右旋转向上提吸痰管的方法,有利于呼吸道分泌物吸出,避免损伤呼吸道黏膜。每次吸引时间少于 15 秒,防止缺氧。

(5)吸痰管拔出后,用生理盐水抽吸。防止分泌物堵塞吸痰管。

(6)观察患者呼吸道是否畅通及面部、呼吸、心率、血压等情况及吸出液的色、质、量。

(7)协助患者擦净面部分泌物,整理床单位,取舒适体位。

(8)处理用物,吸痰管玻璃接头清洁后,放入盛有消毒液的治疗碗中浸泡,或清洁后,置低温消毒箱内消毒备。

(9)洗手,观察并记录治疗效果与反应。

## 四、注意事项

(1)严格无菌操作,吸痰管应即吸即弃。

(2)吸痰动作应轻柔,以防呼吸道黏膜损伤。

(3)痰液黏稠者可配合叩击、雾化吸入,提高治疗效果。

(4)储液瓶内的液体不得超过 2/3。

(5)每次吸痰时间不超过 15 秒,以免缺氧。

(6)两次吸痰间隔不少于 30 分钟。

(7)气管隆嵴处不宜反复刺激,避免引起咳嗽反射。

# 第三节　鼻　饲　法

## 一、目的

对病情危重、昏迷、不能经口或不愿正常摄食的患者,通过胃管供给患者所需的营养、水分和药物,维持机体代谢平衡,保证蛋白质和热量的供给需求,维持和改善患者的营养状况。

## 二、准备

### (一)物品准备

治疗盘内:一次性无菌鼻饲包一套(硅胶胃管 1 根、弯盘 1 个、压舌板 1 个、50 mL 注射器1具、润滑剂、镊子 2 把、治疗巾 1 条,纱布 5 块)、治疗碗 2 个、弯血管钳 1 把、棉签适量、听诊器 1 副、鼻饲流质液(38～40 ℃)200 mL,温开水适量、手电筒 1 个、调节夹 1 个(夹管用)、松节油、漱口液、毛巾。慢性支气管炎的患者视情况备镇静剂、氧气。

治疗盘外:安全别针 1 个、夹子或橡皮圈 1 个、卫生纸适量。

### (二)患者、护理人员及环境准备

患者了解鼻饲目的、方法、注意事项及配合要点。调整情绪,指导或协助患者摆好体位。护理人员应衣帽整齐,修剪指甲,洗手,戴口罩。环境安静、整洁、光线、温湿度适宜。

### 三、评估

(1)评估患者病情、治疗情况、意识、心理状态及合作度。

(2)评估患者鼻腔状况,有无鼻中隔偏曲、息肉,鼻黏膜有无水肿、炎症等。

(3)向患者解释鼻饲的目的、方法、注意事项及配合要点。

### 四、操作步骤

(1)确认患者并了解病情,向患者解释鼻饲目的,过程及方法。

(2)备齐用物,携至床旁核对床头卡、医嘱、饮食卡,核对流质饮食:种类、量、性质、温度、质量。

(3)患者如有义齿、眼镜应协助取下,妥善存放。防止义齿脱落误吞吐食管或落入气管引起窒息。插管时由于刺激可致流泪,取下眼镜便于擦除。

(4)取半坐位或坐位,可减轻胃管通过咽喉部时引起的咽反射,利于胃管插入。无法坐起者取右侧卧位,昏迷患者取去枕平卧位,头向后仰可避免胃管误入气管。

(5)将治疗巾围于患者颌下,保护患者衣服和床单,弯盘、毛巾放置于方便易取处。

(6)观察鼻孔是否通畅,黏膜有无破损,清洁鼻腔,选择通畅一侧便于插管。

(7)准备胃管测量胃管插入的长度,成人插入长度为 45～55 cm,一般取发际至胸骨剑突处或鼻尖经耳垂至胸骨剑突处,并做标记,倒润滑剂于纱布上少许,润滑胃管前段 10～20 cm 处,减少插管时的摩擦阻力。

(8)左手持纱布托住胃管,右手持镊子夹住胃管前端,沿选定侧鼻孔缓缓插入,插管时动作轻柔,镊子前端勿触及鼻黏膜,以防损伤,当胃管插入 10～15 cm 通过咽喉部时,如为清醒患者指导其做吞咽动作及深呼吸,随患者做吞咽动作及深呼吸时顺势将胃管向前推进胃管,直至标记处。如为昏迷患者,将患者头部托起,使下颌靠近胸骨柄,可增大咽喉部通道的弧度,便于胃管顺利通过,再缓缓插入胃管至标记处。若插管时患者恶心、呕吐感持续,用手电筒、压舌板检查口腔咽喉部有无胃管盘曲卡住。如患者有呛咳、发绀、喘息、呼吸困难等误入气管现象,应立即拔管。休息后再插。

(9)确认胃管在胃内,用胶布交叉胃管固定于鼻翼和面颊部。验证胃管在胃内的 3 种方法:①打开胃管末端胶塞连接注射器于胃管末端抽吸,抽出胃液即可证实胃管在胃内。②置听诊器于患者胃区,快速经胃管向胃内注入 10 mL 空气,同时在胃部听到气过水声,即表示已插入胃内。③将胃管末端置于盛水的治疗碗内,无气泡溢出。

(10)灌食:连接注射器于胃管末端,先回抽见有胃液,再注入少量温开水,可润滑管壁,防止喂食溶液黏附于管壁,然后缓慢灌注鼻饲液或药液等。鼻饲液温度为 38～40 ℃,每次鼻饲量不应超过 200 mL,间隔时间不少于 2 小时,新鲜果汁,应与奶液分别灌入,防止凝块产生。鼻饲结束后,再次注入温开水 20～30 mL冲洗胃管,避免鼻饲液积存于管腔中而变质,造成胃肠炎或堵塞管腔。鼻饲过程中,避免注入空气,以防造成腹胀。

(11)胃管末端胶塞:塞上如无胶塞可反折胃管末端,用纱布包好,橡皮圈系紧,用别针将胃管固定于大单,枕旁或患者衣领处防止灌入的食物反流和胃管脱落。

(12)协助患者清洁口腔,鼻孔,整理床单位,嘱患者维持原卧位 20～30 分钟,防止发生呕吐,促进食物消化、吸收。长期鼻饲者应每天进行口腔护理。

(13)整理用物,并清洁,消毒,备用。鼻饲用物应每天更换消毒,协助患者擦净面部,取舒适卧位。

(14)洗手,记录。记录插管时间、鼻饲液种类、量及患者反应等。

## 五、拔管

停止鼻饲或长期鼻饲需要更换胃管时进行拔管。

(1)携用物至床前,说明拔管的原因,并选择末次鼻饲结束时拔管。

(2)置弯盘于患者颌下,夹紧胃管末端放于弯盘内,防止拔管时液体反流,胃管内残留液体滴入气管。揭去固定胶布用松节油擦去胶布痕迹,再用清水擦洗。

(3)嘱患者深呼吸,在患者缓缓呼气时稍快拔管,到咽喉处快速拔出。

(4)将胃管放入弯盘中,移出患者视线,避免患者产生不舒服的感觉。

(5)清洁患者面部、口腔及鼻腔,帮助患者漱口,取舒适卧位。

(6)整理床单位,清理用物。

(7)洗手,记录拔管时间和患者反应。

## 六、注意事项

(1)注入药片时应充分研碎,全部溶解方可灌注。多种药物灌注时,应将药物分开灌注,每种药物之间用少量温开水冲洗一次,注意药物配伍禁忌。

(2)插胃管时护士与患者进行有效沟通,缓解紧张度。

(3)插管动作要轻稳,尤其是通过食管 3 个狭窄部位时(环状软骨水平处,平气管分叉处,食管通过膈肌处)以免损伤食管黏膜。

(4)每次鼻饲前应检查胃管是否在胃内及是否通畅,并用少量温开水冲管后方可进行喂食,鼻饲完毕后再次注入少量温开水,防止鼻饲液凝结。注入鼻饲液的速度要缓慢,以免引起患者不适。

(5)鼻饲液应现配现用,已配制好的暂不用时,应放在 4 ℃以下的冰箱内保存,保证 24 小时内用完,防止长时间放置变质。

(6)长期鼻饲者应每天进行两次口腔护理,并定期更换胃管,普通胃管每周更换一次,硅胶胃管每月更换一次,聚氨酯胃管留置时间 2 个月更换一次。更换胃管时应于当晚最后一次喂食后拔出,翌日晨从另一侧鼻孔插入胃管。

(7)每次灌注前或间隔 4~8 小时应抽胃内容物,检查胃内残留物的量。如残留物的量大于灌注量的 50%,说明胃排空延长,应告知医师采取措施。

# 第四节　导　尿　术

**一、目的**

(1)为尿潴留患者解除痛苦;使尿失禁患者保持会阴清洁干燥。

(2)收集无菌尿标本,做细菌培养。

(3)避免盆腔手术时误伤膀胱,为危重、休克患者正确记录尿量,测尿比重提供依据。

(4)检查膀胱功能,测膀胱容量、压力及残余尿量。

(5)鉴别尿闭和尿潴留,以明确肾功能不全或排尿功能障碍。

(6)诊断及治疗膀胱和尿道的疾病,如进行膀胱造影或对膀胱肿瘤患者进行化疗等。

**二、准备**

**(一)物品准备**

治疗盘内:橡皮圈 1 个,别针 1 枚,备皮用物 1 套,一次性无菌导尿包一套(治疗碗两个、弯盘、双腔气囊导尿管根据年龄选不同型号尿管,弯血管钳一把、镊子一把、小药杯内置棉球若干个,液状石蜡棉球瓶一个,洞巾一块)。弯盘一个,一次性手套一双,治疗碗一个(内盛棉球若干个),弯血管钳一把、镊子两把、无菌手套一双,常用消毒溶液:0.1%苯扎溴铵(新洁尔灭)、0.1%氯己定等,无菌持物钳及容器一套,男患者导尿另备无菌纱布2块。

治疗盘外:小橡胶单和治疗巾一套(或一次性治疗巾),便盆及便盆巾。

**(二)患者、护理人员及环境准备**

患者了解导尿目的、方法、注意事项及配合要点。取仰卧屈膝位,调整情绪,指导或协助患者清洗外阴,备便盆。护理人员应衣帽整齐,修剪指甲,洗手,戴口罩。环境安静、整洁、光线、温湿度适宜,关闭门窗,备屏风或隔帘。

## 三、评估

(1)评估患者病情、治疗情况、意识、心理状态及合作度。

(2)患者排尿功能异常的程度,膀胱充盈度及会阴部皮肤、黏膜的完整性。

(3)向患者解释导尿的目的、方法、注意事项及配合要点。

## 四、操作步骤

将用物推至患者处,核对患者床号、姓名,向患者解释导尿的目的、方法、注意事项及配合要点。消除患者紧张和窘迫的心理,以取得合作。①用屏风或隔帘遮挡患者,保护患者的隐私,使患者精神放松。②帮助患者清洗外阴部,减少逆行尿路感染的机会。③检查导尿包的日期,是否严密干燥,确保物品无菌性,防止尿路感染。④根据男女性尿道解剖特点执行不同的导尿术。

**(一)男性患者导尿术操作步骤**

(1)操作者位于患者右侧,帮助患者取仰卧屈膝位,脱去对侧裤腿,盖在近侧腿上,对侧下肢和上身用盖被盖好,两腿略外展,暴露外阴部。

(2)将一次性橡胶单和治疗巾垫于患者臀下,弯盘放于患者臀部,治疗碗内盛棉球若干个。

(3)左手戴手套,用纱布裹住阴茎前1/3,将阴茎提起,另一手持镊子夹消毒棉球按顺序消毒,阴茎后2/3部-阴阜-阴囊暴露面。

(4)用无菌纱布包裹消毒过的阴茎后2/3部-阴阜-阴囊暴露面,消毒阴茎前1/3,并将包皮向后推,换另一把镊子夹消毒棉球消毒尿道口,向外螺旋式擦拭龟头-冠状沟-尿道口数次,包皮和冠状沟易藏污,应彻底消毒,预防感染。污棉球置于弯盘内移至床尾。

(5)在患者两腿间打开无菌导尿包,用持物钳夹浸消毒液的棉球于药杯内。

(6)戴无菌手套,铺洞巾,使洞巾与包布内面形成无菌区域。嘱患者勿移动肢体保持体位,以免污染无菌区。

(7)按操作顺序排列好用物,用镊子取液状石蜡棉球,润滑导尿管前端。

(8)左手用纱布裹住阴茎并提起,使之与腹壁呈 60°,使耻骨前弯消失,便于插管。将包皮向后推,右手用镊子夹取浸消毒液的棉球,按顺序消毒尿道口、螺旋消毒龟头、冠状沟、尿道口数遍,每个棉球只可用一次,禁止重复使用,确保消毒部位不受污染,污棉球置于弯盘内,右手将弯盘移至靠近床尾无菌区域边沿,便于操作。

(9)左手固定阴茎,右手将治疗碗置于洞巾口旁,男性尿道长而且又有三个狭窄处,当插管受阻时,应稍停片刻嘱患者深呼吸,减轻尿道括约肌紧张,再徐徐插入导尿管,切忌用力过猛而损伤尿道。

(10)用另一只血管钳夹持导尿管前端,对准尿道口轻轻插入 20~22 cm,见尿液流出后,再插入约 2 cm,将尿液引流入治疗碗(第一次放尿不超过1 000 mL,防止大量放尿,腹腔内压力急剧下降,血液大量滞留腹腔血管内,血压下降虚脱及膀胱内压突然降低,导致膀胱黏膜急剧充血,发生血尿)。

(11)治疗碗内尿液盛 2/3 满后,可用血管钳夹住导尿管末端,将尿液导入便器内,再打开导尿管继续放尿。注意询问患者的感觉,观察患者的反应。

(12)导尿毕,夹住导尿管末端,轻轻拔出导尿管,避免损伤尿道黏膜。撤下洞巾,擦净外阴,脱去手套置弯盘内,撤出臀部一次性橡胶单和治疗巾置治疗车下层。协助患者穿好裤子,整理床单位。

(13)整理用物。

(14)洗手,记录。

**(二)女性患者导尿术操作步骤**

(1)操作者位于患者右侧,帮助患者取仰卧屈膝位,脱去对侧裤腿,盖在近侧腿上,对侧下肢和上身用盖被盖好,两腿略外展,暴露外阴部。

(2)将一次性橡胶单和治疗巾垫于患者臀下,弯盘放于患者臀部,治疗碗内盛棉球若干个。

(3)左手戴手套,右手持血管钳夹取消毒棉球做外阴初步消毒,按由外向内,自上而下,依次消毒阴阜、两侧大阴唇。

(4)左手分开大阴唇,换另一把镊子按顺序消毒大小阴唇之间-小阴唇-尿道口-自尿道口至肛门,减少逆行感染的机会。污棉球置于弯盘内,消毒完毕,脱下手套置于治疗碗内,污物放置治疗车下层。

(5)在患者两腿间打开无菌导尿包,用持物钳夹浸消毒液的棉球于药杯内。

(6)戴无菌手套,铺洞巾,使洞巾与包布内面形成无菌区域。嘱患者勿移动肢体保持体位,以免污染无菌区。

(7)按操作顺序排列好用物,用镊子取液状石蜡棉球,润滑导尿管前端。

(8)左手拇指、食指分开并固定小阴唇,右手持弯持物钳夹取消毒棉球,按由内向外、自上而下顺序消毒尿道口、两侧小阴唇、尿道口,尿道口处要重复消毒一次,污棉球及弯血管钳置于弯盘内,右手将弯盘移至靠近床尾无菌区域边沿,便于操作。

(9)右手将无菌治疗碗移至洞巾旁,嘱患者张口呼吸,用另一只弯血管钳夹持导尿管对准导尿口轻轻插入尿道 4~6 cm,见尿液后再插入 1~2 cm。

(10)左手松开小阴唇,下移固定导尿管,将尿液引入治疗碗。注意询问患者的感觉,观察患者的反应。

(11)导尿毕,夹住导管末端,轻轻拔出导尿管,避免损伤尿道黏膜。撤下洞巾,擦净外阴,脱去手套置弯盘内,撤出臀部一次性橡胶单和治疗巾置治疗车下层。协助患者穿好裤子,整理床单位。

(12)整理用物。

(13)洗手,记录。

**五、注意事项**

(1)向患者及其家属解释留置导尿管的目的和护理方法,使其认识到预防泌尿系统感染的重要性,并主动参与护理。

(2)保持引流通畅,避免导尿管扭曲堵塞,造成引流不畅。

(3)防止泌尿系统逆行感染。

(4)患者每天摄入足够的液体,每天尿量维持在 2 000 mL 以上,达到自然冲洗尿路的目的,以减少尿路感染和结石的发生。

(5)保持尿道口清洁,女患者用消毒棉球擦拭外阴及尿道口,如分泌物过多,可用 0.02% 高锰酸钾溶液冲洗,再用消毒棉球擦拭外阴及尿道口。男患者用消毒棉球擦拭尿道口、阴茎头及包皮,1~2 次/天。

(6)每周定时更换集尿袋 1 次,定时排空集尿袋,并记录尿量。

(7)每月定时更换导尿管 1 次。

(8)采用间歇性夹管方式,训练膀胱反射功能。关闭导尿管,每 4 小时开放 1 次,使膀胱定时充盈和排空,促进膀胱功能的回复。

(9)离床活动时,应用胶布将导尿管远端固定在大腿上,集尿袋不得超过膀胱高度,防止尿液逆流。

(10)协助患者更换体位,倾听患者主诉,并观察尿液性状、颜色和量,尿常规每周检查 1 次,若发现尿液混浊、沉淀、有结晶,应做膀胱冲洗。

# 第五节 灌 肠 术

## 一、目的

(1)刺激肠蠕动,软化和清除粪便,排出肠内积气,减轻腹胀。

(2)清洁肠道,为手术、检查和分娩做准备。

(3)稀释和清除肠道内有害物质,减轻中毒。

(4)为高热患者降温。

根据灌肠的目的不同分为保留灌肠和不保留灌肠。不保留灌肠按灌入液体量不同,分大量不保留灌肠和小量不保留灌肠(小量不保留灌肠适用于危重患者、老年体弱、小儿、孕妇等)。

## 二、准备

### (一)物品准备

治疗盘内备:通便剂按医嘱备、一次性手套一双、剪刀(用开塞露时)1 把,弯盘一个,卫生纸、纱布 1 块。

治疗盘外备:温开水(用肥皂栓时)适量、屏风、便盆、便盆布 1 个。

### (二)患者、护理人员及环境准备

患者了解通便目的、方法、注意事项及配合要点。取侧卧屈膝位,调整情绪,指导或协助患者清洗肛周,备便盆。护理人员应衣帽整齐,修剪指甲,洗手,戴口罩。环境安静、整洁、光线、温湿度适宜,关闭门窗,备屏风或隔帘,保护患者隐私,消除紧张、恐惧心理,取得合作。

## 三、评估

(1)评估患者病情、治疗情况、意识、心理状态及合作度。

(2)评估患者的腹胀情况、肛周皮肤、黏膜的完整性。

## 四、操作步骤

(1)关闭门窗,用屏风遮挡患者,保护患者隐私。

(2)条件许可患者可帮助其取左侧卧位,双腿屈曲,背向操作者,暴露肛门,便于操作。

(3)患者臀部移至床沿,臀下铺一次性尿垫,保持床单位清洁,便器放置在床旁。

(4)将弯盘置于臀部旁,用血管钳关闭灌肠筒胶管倒灌肠液于筒内,悬挂灌肠筒于输液架上,灌肠筒内液面与肛门距离不超过 30 cm。

(5)将玻璃接头一头连接肛管,另一头连接灌肠筒胶管。

(6)戴一次性手套,一手分开肛门,暴露肛门口,嘱患者张口呼吸,使患者放松便于插管,另一手将肛管轻轻旋转插入肛门,沿着直肠壁进入直肠 7～10 cm。

(7)固定肛管,打开血管钳,缓缓注入灌肠液,速度不可过快过猛,以防刺激肠黏膜,出现排便。

(8)用血管钳关闭灌肠筒胶管,一手持卫生纸紧贴肛周下沿,防止灌肠液流出,另一手将肛管轻轻拔出,置弯盘内。

(9)擦净肛周,协助患者取舒适卧位,灌肠液在体内保留 20 分钟后再排便。充分软化粪便,提高灌肠效果。

(10)清理用物。

(11)协助患者排便,整理床单位。洗手、记录。

## 五、注意事项

(1)灌肠液温度控制在 38 ℃,温度过高损伤肠黏膜,温度过低可引起肠痉挛。

(2)灌肠如遇患者有便意、腹胀时,嘱患者做深呼吸,让灌肠液在体内尽量保留 20 分钟后再排便。

(3)消化道出血、急腹症、妊娠、严重心血管疾病患者禁忌灌肠。

## 六、相关护理方法

### (一)人工取便术

(1)条件许可患者可帮助其取左侧卧位,双腿屈曲,背向操作者,暴露肛门,便于操作。

(2)患者臀下铺一次性尿垫保持床单位清洁,便器放置在床旁。

(3)戴一次性手套,在右手示指端倒1～2 mL的2%利多卡因,插入肛门停留5分钟,利多卡因对肛管和直肠起麻醉作用,能减少刺激,减轻疼痛。

(4)嘱患者张口呼吸,轻轻旋转插入肛门,沿着直肠壁进入直肠。

(5)手指轻轻摩擦,松弛粪块,取出粪块,放入便器,重复数次,直至取净,动作轻柔,避免损伤肠黏膜或引起肛周水肿。

(6)取便过程中注意观察患者的生命体征和反应,如发现面色苍白、出汗、疲惫等表现,应暂停,休息片刻,若患者心率明显改变,应立即停止操作。

(7)操作结束,清洗肛门和臀部并擦干,病情许可时可行热水坐浴,促进局部血液循环,减轻疼痛防止病原微生物传播。

(8)整理消毒用物,洗手并做记录。

(9)注意事项:有肛门黏膜溃疡、肛裂及肛门剧烈疼痛者禁用此法。

**(二)便秘的护理**

(1)正确引导,安排合理膳食结构。

(2)协助患者适当增加运动量。

(3)养成良好的排便习惯。

(4)腹部进行环形按摩,通过按摩腹部,刺激肠蠕动,促进排便。方法:用右手或双手叠压稍微按压腹部,白右下腹盲肠部开始,依结肠蠕动方向,经升结肠、横结肠、降结肠、乙状结肠做环形按摩,或在乙状结肠部,由近心端向远心端做环形按摩,每次5～10分钟,每天2次。可由护士操作或指导患者自己进行。

(5)遵医嘱给予口服缓泻药物,禁忌长期使用,产生依赖性而失去正常的排便功能。

(6)简便通便术包括通便剂通便术和人工取便术。是患者及家属经过护士指导,可自行完成的一种简单易行、经济有效的护理技术。常用剂通便剂有开塞露(由50%的甘油或少量山梨醇制成,装于塑料胶壳内一种溶剂)、甘油栓(由甘油和硬脂酸制成,为无色透明或半透明栓剂,呈圆锥形,密封于塑料袋内一种溶剂,需冷藏储存)、肥皂栓(将普通肥皂削成底部直径1 cm,长3～4 cm圆锥形栓剂)。具有吸收水分、软化粪便、润滑肠壁刺激肠蠕动的作用。人工取便术是用手指插入直肠,破碎并取出嵌顿粪便的方法。常用于粪便嵌塞的患者采用灌肠等通便术无效时,以解除患者痛苦的方法。

# 第六节 膀胱冲洗术

## 一、目的

(1)对留置导尿管的患者,保持其尿液引流通畅。

(2)清除膀胱内的血凝块、黏液、细菌等异物,预防感染的发生。

(3)治疗某些膀胱疾病,如膀胱炎、膀胱肿瘤。

膀胱冲洗常用冲洗溶液:生理盐水、0.02%呋喃西林溶液、3%硼酸溶液、氯己定溶液、0.1%新霉素溶液、0.2%氯己定、0.1%雷夫奴尔溶液、2.5%醋酸等。

## 二、准备

### (一)用物准备

治疗盘(消毒物品)1套、无菌膀胱冲洗装置1套、冲洗液按医嘱备、弯血管钳1把、输液调节器1个、必要时备启瓶器、输液架各1个。

### (二)患者、护理人员及环境准备

患者了解膀胱冲洗目的、方法、注意事项及配合要点。护理人员应衣帽整齐,修剪指甲,洗手,戴口罩。环境安静、整洁、光线、温湿度适宜,关闭门窗。

## 三、操作步骤

(1)准备物品和冲洗溶液,仔细检查冲洗液有无浑浊、沉淀或絮状物;备齐用物,携至患者床边。

(2)核对患者床号、姓名,向患者解释操作目的和过程。

(3)按医嘱取冲洗液,冬季冲洗液应加温至38~40℃,以防低温刺激膀胱,常规消毒瓶塞,打开膀胱冲洗装置,将冲洗导管针头插入瓶塞,严格执行无菌操作技术,将冲洗液瓶倒挂于输液架上,瓶内液面距床面60 cm,以便产生一定的压力使液体能够顺利滴入膀胱,排气后用弯血管钳夹导管。

(4)打开引流管夹子,排空膀胱,降低膀胱内压,便于冲洗液顺利滴入膀胱。

(5)夹毕引流管,开放冲洗管,使溶液滴入膀胱,调节滴速,滴速一般为60~80滴/分,以免患者尿意强烈,膀胱收缩,迫使冲洗液从导尿管侧溢出尿道外。

(6)待患者有尿意或滴入溶液200~300 mL后,夹毕冲洗管,放开引流管,将冲洗液全部引流出来后,再夹毕引流管。

(7)按需要量,如此反复冲洗,一般每天冲洗 2 次,每次 500~1 000 mL,冲洗过程中,经常询问患者感受,观察患者反应及引流液性状。

(8)冲洗完毕,取下冲洗管,清洁外阴部,固定好导尿管。

(9)协助患者取舒适卧位,整理床单位,清理物品。

(10)洗手记录冲洗液名称、冲洗量、引流量、引流液性质,冲洗过程中患者的反应。

### 四、注意事项

(1)严格遵医嘱并根据病情准备冲洗液。

(2)根据膀胱冲洗"微温、低压、少量、多次"的原则进行冲洗。

(3)保持冲洗管及引流管的无菌,冲洗过程中注意无菌原则。

(4)冲洗过程若患者出现不适或有出血情况,应立即停止冲洗,并与医师联系。

(5)如滴入治疗用药,须在膀胱内保留 30 分钟后再引流出体外,有利于药液与膀胱内液充分接触,并保持有效浓度。

(6)冲洗时不宜按压膀胱。

# 第七节　静　脉　输　液

静脉输液是将大量无菌溶液或药物直接输入静脉的治疗方法。常用静脉主要有四肢浅静脉、头皮静脉、锁骨下静脉和颈外静脉(常用于进行中心静脉插管)。静脉留置针输液法可保护静脉,减少因反复穿刺造成的痛苦和血管损伤,保持静脉通道畅通,利于抢救和治疗,现在临床已得到广泛应用。

### 一、目的

(1)补充水分及电解质,预防和纠正水、电解质及酸碱平衡紊乱。

(2)增加循环血量,改善微循环,维持血压及微循环灌注量。

(3)供给营养物质,促进组织修复,增加体重,维持正氮平衡。

(4)输入药物,治疗疾病。

## 二、方法

以成人静脉留置针输液法为例。

### (一)操作前护理

**1.患者指导**

对给药计划给予了解,向患者及家属解释静脉输液的目的、方法、注意事项及配合要点。

**2.患者准备**

评估患者病情、治疗情况、意识状态、穿刺部位皮肤及血管状况、自理能力及肢体活动能力,嘱患者排空膀胱,协助摆好舒服的体位。

**3.用物准备**

注射盘、药液及无菌溶液、注射器、输液器、留置针、无菌敷贴、肝素帽、封管液、输液瓶签、输液记录单、注射用小垫枕及垫巾、止血带、弯盘、透明胶布、输液架、必要时备输液泵,医嘱单,手消毒液,医疗垃圾桶(袋)、生活垃圾桶(袋)、锐器盒。

### (二)操作过程

(1)两人核对并检查药物,严格执行查对制度。检查药液有效期,瓶盖无松动,瓶身无裂痕;检查药液无混浊、沉淀及絮状物等;核对药液瓶签(药名、浓度、剂量和时间)、给药时间和给药方法。

(2)按照无菌技术操作原则抽吸药液,加入无菌溶液瓶内。

(3)正确填写输液瓶签,并贴于输液瓶上。注意输液瓶签不可覆盖原有的标签。

(4)检查输液器有效期及包装,关闭调节器;取出输液器,与无菌溶液瓶连接。

(5)携用物至患者床旁,核对患者身份,再次查对药液并消毒双手。

(6)输液管排气:①将输液瓶挂于输液架上;倒置茂菲氏滴管,使输液瓶内液体流出,待茂菲氏滴管内液体至1/2~2/3满时,关闭调节器,迅速正置茂菲氏滴管,再次打开调节器,使液面缓慢下降,直至排出输液管内气体,再次关闭调节器;将输液管末端放入输液器包装内,置于注射盘中备用。②打开静脉留置针及肝素帽外包装;将肝素帽对接在留置针侧管上;将输液器与肝素帽连接。③打开调节器,排气;关闭调节器,将留置针放回留置针包装内备用。

(7)静脉穿刺:①将小垫枕及垫巾置于穿刺肢体下,在穿刺点上方8~10 cm

处扎紧止血带,确认穿刺静脉。②松开止血带,常规消毒穿刺部位皮肤,消毒范围直径＞5 cm,待干,备胶布及透明胶带,并在透明胶带上写上日期和时间。③再次扎紧止血带;二次常规消毒;穿刺前二次核对患者和药品信息。④取下留置针针套,旋转松动外套管,右手拇指与食指夹住两翼,再次排气于弯盘。⑤嘱患者握拳,绷紧皮肤,固定静脉,右手持留置针,使针头与皮肤呈 15°～30°进针,见回血后放平针翼,沿静脉走行再继续进针 0.2 cm。⑥左手持 Y 接口,右手后撤针芯约 0.5 cm,持针翼将针芯与外套管一起送入静脉内。⑦左手固定两翼,右手迅速将针芯抽出,放于锐器收集盒中。

(8)松开止血带,嘱患者松拳,打开调节器;用无菌透明敷贴对留置针管作密闭式固定,用注明日期和时间的透明胶带固定三叉接口处,再用胶布固定插入肝素帽内的输液器针头及输液管处。

(9)根据患者年龄、病情及药液的性质调节输液滴速。通常情况下,成人每分钟 40～60 滴,儿童每分钟 20～40 滴。

(10)再次核对患者床号、姓名、药物名称、浓度、剂量、给药时间和给药方法。

(11)撤去穿刺用物,整理床单位,协助患者取舒适体位;将呼叫器放于患者易取处;整理用物;消毒双手,记录输液开始时间、滴入药物种类、滴速、患者的全身及局部状况。

(12)输液完毕:关闭调节器,拔出输液器针头;常规消毒肝素帽的胶塞;用注射器向肝素帽内注入封管液。

(13)再次输液:常规消毒肝素帽胶塞;将静脉输液针头插入肝素帽内完成输液。

(14)拔除留置针:揭除透明胶带及无菌敷贴;用干棉签轻压穿刺点上方,快速拔针;局部按压 1～2 分钟(至无出血为止);协助患者适当活动穿刺肢体,并协助取舒适体位,整理床单位;清理用物;消毒双手,记录输液结束的时间、液体和药物滴入总量、患者全身和局部反应等。

**(三)操作后护理**

(1)密切观察进针位置是否有渗血、肿胀及疼痛。

(2)耐心听取患者主诉,询问有无胸痛、胸闷、肢体麻木及发热等症状。

(3)健康教育:保持穿刺部位清洁干燥,贴膜有卷曲、松动、贴膜下有汗液等及时通知护士。告知患者输液侧上肢勿做剧烈外展运动。

**三、注意事项**

(1)严格执行查对制度和无菌技术操作原则,预防感染及差错事故的发生。

（2）根据病情需要安排输液顺序，并根据治疗原则，按急、缓及药物半衰期等情况合理分配药物；注意药物的配伍禁忌，对于有刺激性或特殊药物，应在确认针头已刺入静脉内时再输入。

（3）对需要长期输液的患者，要注意保护和合理使用静脉，一般从远端小静脉开始穿刺（抢救时可例外）。

（4）静脉穿刺前要排尽输液管及针头内的空气，输液结束前要及时更换输液瓶或拔针，严防造成肺动脉空气栓塞，引起死亡。

（5）严格控制输液速度：对有心、肺、肾疾病的患者，老年患者，婴幼儿以及输注高渗、含钾或升压药液的患者，要适当减慢输液速度；对严重脱水，心肺功能良好者可适当加快输液速度。

（6）输液过程中要加强巡视，注意观察滴入是否通畅；针头或输液管有无漏液；针头有无脱出、阻塞或移位；输液管有无扭曲、受压；局部皮肤有无肿胀或疼痛等；应密切观察患者有无输液反应，如患者出现心悸、畏寒、持续性咳嗽等情况，应立即减慢或停止输液，及时处理。每次观察巡视后，应做好记录。

（7）留置针常用的封管液有无菌生理盐水和稀释肝素溶液；在封管时应边推注边退针，直至针头完全退出为止，确保正压封管。

（8）对于需要24小时持续输液者，应每天更换输液器。

（9）小儿头皮静脉输液按小儿静脉注射法进行穿刺，穿刺过程中应注意固定患儿头部，防止针头滑脱。

# 第八节　静脉输血

静脉输血是将全血或成分血如血浆、红细胞、白细胞或血小板等通过静脉输入体内的方法。静脉输血有直接输血法和间接输血法两种。直接输血法是将供血者的血液抽出后立即输给患者的方法，适用于无库存血而患者又急需输血及婴幼儿的少量输血时。间接输血法是将抽出的血液按静脉输液法输给患者的方法。

## 一、适应证

（1）各种原因引起的大出血。

（2）贫血或低蛋白血症。

(3)严重感染。

(4)凝血功能障碍。

## 二、禁忌证

(1)急性肺水肿、肺栓塞、恶性高血压。

(2)充血性心力衰竭、肾功能极度衰竭。

(3)真性红细胞增多症。

(4)对输血有变态反应者。

## 三、输血原则

(1)输血前必须做血型鉴定及交叉配血试验。

(2)无论是输全血还是输成分血,均应选用同型血液输注。

(3)如需再次输血者,必须重新做交叉配血试验,以排除机体已产生抗体的情况。

## 四、血液制品种类

### (一)全血

全血主要包括新鲜血和库存血。

### (二)成分血

成分血主要包括红细胞(浓缩红细胞、洗涤红细胞、红细胞悬液)、白细胞浓缩悬液、血小板浓缩悬液、血浆(新鲜血浆、保存血浆、冰冻血浆、干燥血浆)和其他血液制品(清蛋白液、纤维蛋白原、抗血友病球蛋白浓缩剂)。

## 五、操作方法

以间接输血法为例。

### (一)操作前准备

(1)向患者及家属解释静脉输血的目的、方法、注意事项及配合要点。签署知情同意书。

(2)评估患者病情、治疗情况、血型、输血史及过敏史、心理状态及对输血相关知识的了解程度、穿刺部位皮肤、血管状况。

(3)用物准备血液制品(根据医嘱准备)、生理盐水、无菌手套、输血卡、一次性输血器,其他用物同成人静脉留置针输液法。

### (二)操作步骤

(1)根据医嘱两人核对血液制品,严格执行三查八对制度。三查:血液的有效期、血液的质量及血液的包装是否完好。八对：核对患者床号、姓名、住院号、血袋（瓶）号（储血号）、血型、交叉配血试验的结果、血液的种类、血量。

（2）按静脉输液法建立静脉通道，输入少量生理盐水，冲洗输血器管道。

（3）将储血袋内的血液轻轻摇匀。避免血液的剧烈震荡，防止红细胞破坏。

（4）戴无菌手套，打开储血袋封口，常规消毒开口处塑料管，将输血器针头从生理盐水瓶上拔出，插入储血袋的输血接口，缓慢将储血袋倒挂于输液架上。

（5）调节滴速，开始时输入的速度宜慢，一般每分钟不超过 20 滴。观察15 分钟左右，无不良反应后再根据病情及年龄调节滴速，成人一般每分钟40～60 滴。

（6）操作后查对。

（7）撤去穿刺用物，整理床单位，协助患者取舒适体位；将呼叫器放于患者易取处，告知患者如有不适及时用呼叫器通知；整理用物；消毒双手，记录输血开始时间、滴速、患者全身及局部状况等。

（8）输血完毕后的处理：①换输少量生理盐水，待输血器内血液全部输入体内再拔针，以保证输血量准确；②用干棉签轻压穿刺点上方，快速拔针，局部按压1～2 分钟（至无出血为止），协助患者取舒适体位，整理床单位；③用剪刀将输血器针头剪下放入锐器收集盒中，将输血器放入医疗垃圾桶中，将储血袋送至输血科保留 24 小时；④消毒双手，记录输血时间、种类、血量、血型、血袋号（储血号）、有无输液反应等。

## 六、注意事项

（1）严格执行查对制度和无菌技术操作原则。输血前，由两名医务人员再次进行查对，避免差错事故的发生。

（2）输血前后和两袋血之间需要滴注少量生理盐水，以防发生不良反应。

（3）储血袋内不可加入其他药品，如钙剂、酸性及碱性药品、高渗或低渗液体，以防血液凝集或溶解。

（4）输血过程中加强巡视，观察有无输血反应，并询问患者有无任何不适。一旦出现输血反应，应立即停止输血，并进行处理。常见的输血反应包括发热反应、变态反应、溶血反应、循环负荷过重、有出血倾向、枸橼酸钠中毒反应等。

（5）严格掌握输血速度，对年老体弱、严重贫血、心力衰竭患者应谨慎，滴速宜慢。

（6）储血袋送至输血科保留 24 小时，以备患者在输血后发生输血反应时分析原因。

# 第三章 神经内科护理

## 第一节 短暂性脑缺血发作

### 一、概念和特点

短暂性脑缺血发作(transient ischemic attack,TIA)是指因脑血管病变引起的短暂性、局限性脑功能缺失或视网膜功能障碍,临床症状一般持续 10～20 分钟,多在 1 小时内缓解,最长不超过 24 小时,不遗留神经功能缺损症状。凡临床症状持续超过 1 小时且神经影像学检查有明确病灶者不宜称为 TIA。

我国 TIA 的人群患病率为每年 180/10 万,男:女约为 3:1。TIA 的发病率随年龄的增加而增加。

### 二、病理生理

发生缺血部位的脑组织常无病理改变。主动脉弓发出的大动脉、颈动脉可见动脉粥样硬化改变、狭窄或闭塞。颅内动脉也可有动脉硬化改变,或可见动脉炎性浸润。还可有颈动脉或椎动脉过长或扭曲。

### 三、病因与诱因

#### (一)血流动力学改变

各种原因如动脉炎和动脉硬化等所致的颈内动脉系统或椎-基底动脉系统的动脉严重狭窄,在此基础上血压的急剧波动导致原来靠侧支循环维持的脑区发生一过性缺血。

#### (二)微栓子形成

微栓子主要来源于动脉粥样硬化的不稳定斑块或附壁血栓的破碎脱落、瓣膜性或非瓣膜性心源性栓子及胆固醇结晶等。

### (三)其他因素

如锁骨下动脉盗血综合征,某些血液系统疾病,如真性红细胞增多症、血小板增多、各种原因所致的严重贫血和高凝状态等,也可参与 TIA 的发病。

## 四、临床表现

### (一)一般特点

TIA 好发于 50～70 岁中老年人,男性多于女性,患者多伴有高血压、动脉粥样硬化、糖尿病、高血脂和心脏病等脑血管疾病危险因素。突发局灶性脑或视网膜功能障碍,持续时间短暂,多在 1 小时内恢复,最长不超过 24 小时,恢复完全,不留后遗症状,可反复发作,且每次发作症状基本相似。

### (二)颈内动脉系统 TIA

大脑中动脉供血区的 TIA,病灶对侧肢体单瘫、偏瘫、面瘫和舌瘫,可伴有偏身感觉障碍和对侧同向偏盲,优势半球受累可有失语;大脑前动脉供血区的 TIA,病灶对侧下肢无力,可伴有人格和情感障碍;颈内动脉主干 TIA,病灶侧 Horner 征、单眼一过性黑蒙或失明、对侧偏瘫及感觉障碍。

### (三)椎-基底动脉系统 TIA

最常见的症状是眩晕、恶心、呕吐、平衡失调、眼球运动异常和复视。可能出现的症状是吞咽功能障碍、构音障碍、共济失调(小脑缺血)、交叉性瘫痪(脑干缺血)。

## 五、辅助检查

### (一)影像学

CT 或 MRI 检查大多正常,部分病例(发作时间＞60 分钟者)于弥散加权 MRI 和正电子发射体层成像(PET)可见片状缺血灶。CT 血管成像(CTA)、磁共振血管造影(MRA)检查可见血管狭窄、动脉粥样硬化斑,数字减影血管造影(DSA)可明确颅内外动脉的狭窄程度。

### (二)彩色经颅多普勒(TCD)

TCD 可见颅内动脉狭窄、粥样硬化斑等,并可进行血流状况评估和微栓子监测。

### (三)其他

血常规、血流变、血脂、血糖和同型半胱氨酸等。

## 六、治疗

消除病因、减少及预防复发、保护脑功能。

### (一)病因治疗

高血压患者应控制高血压,使血压<18.7/12.0 kPa(140/90 mmHg),有效地治疗糖尿病、高脂血症、血液系统疾病、心律失常等。

### (二)预防性药物治疗

1.抗血小板聚集药物

常用的药物有阿司匹林、双嘧达莫、噻氯匹定、氯吡格雷和奥扎格雷等。

2.抗凝药物

临床伴有心房颤动、频发 TIA 且无出血倾向、严重高血压、肝肾疾病和消化性溃疡患者,可行抗凝治疗。常用药物有肝素、低分子肝素和华法林。

3.钙通道阻滞剂

防止血管痉挛,增加血流量,改善循环。常用的药物有尼莫地平和盐酸氟桂利嗪等。

4.中药

对老年 TIA 并有抗血小板聚集剂禁忌证或抵抗性者可选用活血化瘀的中药制剂治疗,常用的中药有川芎嗪、丹参、红花、三七等。

### (三)手术和介入治疗

对有颈动脉或椎-基底动脉严重狭窄(>70%)的 TIA 患者,经药物治疗效果不佳或病情有恶化趋势者,可酌情选择动脉血管成形术(PTA)和颈动脉内膜切除术(CEA)。

## 七、护理评估

### (一)一般评估

1.生命体征

体温升高常见于继发感染、下丘脑或脑干受损引起的中枢性高热。合并有心脏疾病时常有脉搏的改变。患者多伴有高血压,在脑动脉粥样硬化或管腔狭窄的基础上,当测得患者血压偏低或波动较大时,脑部一过性缺血极易诱发 TIA。

**2.患者主诉**

(1)诱因:发病前有无剧烈运动或情绪激动。

(2)发作症状:发作时有无意识障碍、时间和地点的定向障碍、记忆丧失,有无眩晕、恶心、呕吐、平衡失调,有无吞咽、语言、视觉、运动功能障碍。

(3)发病形式:是否急性发病,持续时间及复发的时间,症状的部位、范围、性质、严重程度等。

(4)既往检查、治疗经过及效果,是否有遵医嘱治疗。目前情况包括使用药物的名称、剂量、用法和有无不良反应。

**3.相关记录**

患者年龄、性别、体重、体位、饮食、睡眠、皮肤、出入量、NIHSS 评分、GCS 评分、Norton 评分、吞咽功能障碍评定等记录结果。

**(二)身体评估**

**1.头颈部**

患者意识是否清楚,睁眼运动是否正常。两侧瞳孔是否等大、等圆、瞳孔对光反射是否灵敏;角膜反射是否正常。头颅大小、形状,注意有无头颅畸形。面部表情是否淡漠、颜色是否正常,有无畸形、面肌抽动、眼睑水肿、眼球突出、眼球震颤、巩膜黄染、结膜充血,额纹及鼻唇沟是否对称或变浅,鼓腮、示齿动作能否完成,伸舌是否居中,舌肌有无萎缩。有无吞咽困难、饮水呛咳,有无声音嘶哑或其他语言障碍。注意头颅有无局部肿块或压痛。咽反射是否存在或消失。有无头部活动受限、不自主活动及抬头无力;颈动脉搏动是否对称。脑膜刺激征是否阳性,颈椎、脊柱、肌肉有无压痛。颈动脉听诊是否闻及血管杂音。

**2.胸部**

脊柱有无畸形,心脏及肺部听诊是否异常。

**3.腹部**

腹壁反射、提睾反射是否存在,病理反射是否阳性。

**4.四肢**

四肢有无震颤、抽搐、肌阵挛等不自主运动或瘫痪,患者站立和行走时步态是否正常。肱二、三头肌反射,桡反射、膝腱反射、跟腱反射是否阳性。

**(三)心理-社会评估**

**1.疾病知识**

患者对疾病的性质、过程、防治及预后知识的了解程度。

2.心理状况

了解疾病对其日常生活、学习和工作的影响,患者能否面对现实、适应角色转变,有无焦虑、恐惧、抑郁、孤僻、自卑等心理反应及其程度;性格特点如何,人际关系和环境的适应能力如何。

3.社会支持系统

了解家庭的组成、经济状况、文化教育背景;家属对患者的关心、支持以及对患者所患疾病的认识程度;了解患者的工作单位或医疗保险机构所能承担的帮助和支持情况;患者出院后的继续就医条件,居住地的社区保健资源或继续康复治疗的可能性。

**(四)辅助检查结果评估**

部分病例(发作时间＞60分钟者)于弥散加权 MRI 可见片状缺血灶。CTA、MRA 及 DSA 检查可见血管狭窄、动脉粥样硬化斑。DSA 检查可明确颅内外动脉的狭窄程度,TCD 检查可发现颅内动脉狭窄,并可进行血流状况评估和微栓子监测。血常规和血生化等也是必要的,神经心理学检查可能发现轻微的脑功能损害。

**(五)常用药物治疗效果的评估**

1.应用抗血小板聚集剂评估

(1)用药剂量、时间、方法的评估与记录。

(2)胃肠道反应评估:观察并询问患者有无恶心、呕吐、上腹部不适或疼痛。

(3)出血评估:抗血小板药物可致胃肠溃疡和出血。患者服药期间,应定期检测血常规和异常出血的情况,对肾功能明显障碍者应定期检查肾功能。

2.应用抗凝药物评估

(1)详细询问患者的过敏史和疾病史,有无严重肝肾功能不全、急性胃十二指肠溃疡、脑出血、严重凝血系统疾病等。

(2)凝血功能监测:用药过程中,抽血检查患者血小板计数,凝血功能,观察局部皮肤有无出血、全身各系统有无出血倾向及其他不良反应,观察患者牙龈及大小便有无出血。皮下注射抗凝药物,应观察注射部位皮肤有无瘀斑、硬结及其大小,询问患者有无疼痛。

3.应用钙通道阻滞剂评估

观察患者有无低血压表现,严密监测患者血压变化。注意观察患者有无一过性头晕、头痛、面色潮红、呕吐等。

4.应用中药评估

(1)注意用药制剂、剂量、用药方法、疗程的评估和记录。

(2)观察中药对患者的不良反应。

## 八、主要护理诊断/问题

(1)跌倒的危险与突发眩晕、平衡失调和一过性失明有关。

(2)知识缺乏:缺乏疾病的防治知识。

(3)潜在并发症:脑卒中。

## 九、护理措施

### (一)休息与运动

指导患者卧床休息,枕头不宜太高(以 15°～20°为宜),以免影响头部供血。仰头或摇头幅度不要过大,注意观察有无频繁发作,记录每次发作的持续时间、间隔时间和伴随症状。避免重体力劳动,进行散步、慢跑等适当的体育锻炼,以改善心脏功能,增加脑部血流量,改善脑循环。

### (二)合理饮食

指导患者进低盐、低脂、低糖、充足蛋白质和丰富维生素的饮食,多吃蔬菜、水果,戒烟酒,忌辛辣油炸食物和暴饮暴食,避免过分饥饿。

### (三)用药护理

指导患者正确服药,不可自行调整、更换或停用药物。注意观察药物不良反应,例如抗凝治疗时密切观察有无出血倾向,使用抗血小板聚集剂治疗时,可出现可逆性白细胞和血小板计数减少,应定期查血常规。

### (四)心理护理

详细告诉患者本病的病因、常见症状、预防、治疗知识及自我护理方法。帮助患者了解本病的危害性,帮助患者寻找和去除自身的危险因素,积极治疗相关疾病,改变不良生活方式,建立良好的生活习惯。

### (五)皮肤护理

观察患者肢体无力或麻木等症状有无减轻或加重,有无头痛、头晕等表现,给予肢体按摩、被动运动,长时间卧床时,给予功能卧位,加强翻身拍背,避免压疮的发生。

### (六)健康教育

**1.疾病预防指导**

向患者和家属说明肥胖、吸烟、酗酒及不合理饮食与疾病发生的关系。指导患者选择低盐、低脂、足量蛋白质和丰富维生素的饮食。多食入谷类和鱼类、新鲜蔬菜、水果、豆类、坚果等,限制钠盐摄入量每天不超过 6 g。少摄入糖类和甜食,忌辛辣、油炸食物和暴饮暴食;戒烟、限酒。告知患者心理因素与疾病的关系,使患者保持愉快心情,注意劳逸结合,培养自己的兴趣爱好,多参加有益于身心的社交活动。

**2.疾病知识指导**

告知患者和家属本病是脑卒中的一种先兆和警示,未经正确和及时治疗,约1/3 患者数年内可发展为脑卒中。应评估患者和家属对疾病的认知程度。

**3.就诊指标**

出现肢体麻木、无力、眩晕、复视等症状及时就诊;定期门诊复查,积极治疗高血压、高血脂、糖尿病等疾病。

### 十、护理效果评估

(1)患者眩晕、恶心、呕吐、肢体单瘫、偏瘫和面瘫、单肢或偏身麻木等症状好转。

(2)患者一过性黑蒙或失明症状消失,视力恢复。

(3)患者记忆力恢复,对时间、地点定向力均无任何障碍。

(4)患者症状无反复发作。

(5)患者对疾病知识、自身病情有一定了解,无焦虑、抑郁等心理情绪。

# 第二节 脑 出 血

## 一、概念和特点

脑出血(intracerebral hemorrhage,ICH)又称出血性脑卒中,是指原发性非外伤性脑实质内出血,是发病率和病死率都很高的疾病。可分为继发性和原发性脑出血。继发性脑出血是由于某种原发性血管病变如血液病、结缔组织病、脑肿瘤、脑血管畸形等引发的脑出血。原发性脑出血是指在动脉硬化的基础上,脑动脉破裂出血。

## 二、病理生理

绝大多数高血压性脑出血发生在基底节区的壳核和内囊区,约占 ICH 的 70%。脑叶、脑干及小脑齿状核出血各占约 10%。壳核出血常侵入内囊,如出血量大也可破入侧脑室,使血液充满脑室系统和蛛网膜下腔;丘脑出血常破入第三脑室或侧脑室,向外也可损伤内囊;脑桥或小脑出血则可直接破入蛛网膜下腔或第四脑室。脑出血血肿较大时,可使脑组织和脑室变形移位,形成脑疝;幕上的半球出血,可出现小脑幕疝;小脑大量出血可发生枕大孔疝。

## 三、病因与诱因

最常见的病因为高血压合并细小动脉硬化,其他病因包括脑动脉粥样硬化,颅内动脉瘤和动静脉畸形、脑动脉炎、血液病(再生障碍性贫血、白血病、特发性血小板减少性紫癜、血友病等)、梗死后出血、脑淀粉样血管病、脑底异常血管网病、抗凝及溶栓治疗等。

## 四、临床表现

### (一)一般表现

脑出血好发年龄为 50～70 岁,男性稍多于女性,冬春季发病率较高,多有高血压病史。情绪激动或活动时突然发病,症状常于数分钟至数小时达到高峰。

### (二)不同部位出血的表现

1.壳核出血

壳核出血最常见,占脑出血的 50%～60%,为豆纹动脉破裂所致,可分为局限型(血肿局限于壳核内)和扩延型(血肿向内扩展波及内囊外侧)。患者常有病灶对侧偏瘫、偏身感觉缺失和同向性偏盲,还可出现眼球向病灶对侧同向凝视不能,优势半球受累可有失语。

2.丘脑出血

丘脑出血约占脑出血的 20%,为丘脑穿通动脉或丘脑膝状体动脉破裂所致,分为局限型(血肿局限于丘脑)和扩延型(出血侵及内囊内侧)。患者常有"三偏征",通常感觉障碍重于运动障碍,深浅感觉均受累,但深感觉障碍更明显。可有特征性眼征,如上视不能或凝视鼻尖、眼球偏斜或分离性斜视等。优势侧出血可出现丘脑性失语(言语缓慢不清、重复语言、发音困难等);也可出现丘脑性痴呆(记忆力减退、计算力下降、情感障碍和人格改变等)。

**3.脑干出血**

脑干出血占脑出血的10%，绝大多数为脑桥出血，为基底动脉的脑桥分支破裂所致。偶见中脑出血，延髓出血罕见。脑桥出血患者常表现为突发头痛、呕吐、眩晕、复视、交叉性瘫痪或偏瘫、四肢瘫等。大量出血(血肿＞5 mL)者，患者立即昏迷、双侧瞳孔缩小如针尖样、呕吐咖啡色胃内容物、中枢性高热、呼吸衰竭和四肢瘫痪，多于48小时内死亡。出血量小可无意识障碍。中枢性高热由于下丘脑散热中枢受损所致，表现为体温迅速升高，达39 ℃以上，解热镇痛剂无效，物理降温有效。

**4.小脑出血**

小脑出血占脑出血的10%，多由小脑上动脉破裂所致。小量出血主要表现为小脑症状，如眼球震颤、病变侧共济失调、站立和步态不稳等，无肢体瘫痪。出血量较大者，发病12～24小时颅内压迅速升高、昏迷、双侧瞳孔缩小如针尖样、呼吸节律不规则、枕骨大孔疝形成而死亡。

**5.脑室出血**

脑室出血占脑出血的3%～5%，分为原发性和继发性。原发性脑室出血为脉络丛血管或室管膜下动脉破裂所致，继发性脑室出血为脑实质内出血破入脑室。出血量较少时，仅表现为头痛、呕吐、脑膜刺激征阳性。出血量较大时，很快昏迷、双侧针尖样瞳孔、四肢肌张力增高。

**6.脑叶出血**

脑叶出血占脑出血的5%～10%，常由淀粉样脑血管疾病、脑动脉畸形、高血压、血液病等所致。出血以顶叶最为常见，其次为颞叶、枕叶及额叶。临床表现为头痛、呕吐等，肢体瘫痪较轻，昏迷少见。额叶出血可有前额痛、呕吐、对侧偏瘫和精神障碍，优势半球出血可出现运动性失语。顶叶出血偏瘫较轻，而偏侧感觉障碍显著，优势半球出血可出现混合型失语。颞叶出血表现为对侧中枢性面舌瘫及以上肢为主的瘫痪，优势半球出血可出现感觉性或混合性失语。枕叶出血表现为对侧同向性偏盲，可有一过性黑蒙和视物变形，多无肢体瘫痪。

**五、辅助检查**

**(一)头颅CT**

头颅CT是确诊脑出血的首选检查方法，可清晰、准确的显示出血的部位、出血量、血肿形态、脑水肿情况及是否破入脑室等。发病后立即出现边界清楚的高密度影像。

**（二）头颅 MRI**

对检出脑干、小脑的出血灶和监测脑出血的演进过程优于 CT。

**（三）脑脊液**

脑出血患者需谨慎进行腰椎穿刺检查，以免诱发脑疝。

**（四）DSA**

脑出血患者一般不需要进行 DSA 检查，除非疑有血管畸形、血管炎或烟雾病有需要外科手术或介入手术时才考虑进行。

**（五）其他检查**

其他检查包括血常规、血液生化、凝血功能、心电图检查。

## 六、治疗

治疗原则为脱水降颅压、调整血压、防止继续出血、减轻血肿所致继发性损害、促进神经功能恢复、加强护理防治并发症。

**（一）一般治疗**

卧床休息，密切观察生命体征，保持呼吸道通畅，吸氧，保持肢体功能位，鼻饲，预防感染，维持水、电解质平衡等。

**（二）脱水降颅压**

积极控制脑水肿、降低颅内压是脑出血急性期治疗的重要环节。可选用：20％甘露醇 125～250 mL，快速静脉滴注，1 次用时 6～8 小时；呋塞米 20～40 mg 静脉推注，2～4 次/天；甘油果糖 500 mL 静脉滴注，3～6 小时滴完，1～2 次/天。

**（三）调控血压**

脑出血患者血压过高时，可增加再出血的风险，应及时控制血压，常用的药物有苯磺酸氨氯地平、硝普钠等。血压过低时，应进行升压治疗以维持足够的脑灌注，常用的药物有多巴胺、去甲肾上腺素等。

**（四）止血和凝血治疗**

仅用于并发消化道出血或有凝血障碍时，对高血压性脑出血无效。常用的药物有 6-氨基己酸、对羧基苄酸、氨甲环酸等。应激性溃疡导致消化道出血时，可应用西咪替丁、奥美拉唑等药物。

### (五)外科治疗

有开颅血肿清除、脑室穿刺引流、经皮钻孔血肿穿刺抽吸等手术治疗。

### (六)亚低温治疗

脑出血的新型辅助治疗方法,越早应用越好。

### (七)康复治疗

早期将患肢置于功能位,病情稳定时,尽早行肢体、语言、心理康复治疗。

## 七、护理评估

### (一)一般评估

#### 1.生命体征

脑出血患者可有发热,评估是否为中枢性高热;脉率可加快、减慢或有心律不齐;注意观察呼吸频率、深度和节律(潮式、间停、抽泣样呼吸等)的异常;血压过高易致再出血,诱发脑疝,血压过低常提示病情危重,也可能是失血性休克表现。

#### 2.患者主诉

询问患者既往有无高血压、动脉粥样硬化、血液病和家族性脑卒中史;是否遵医嘱进行降压、抗凝等治疗和治疗效果及目前用药情况;了解患者的性格特点、生活习惯与饮食结构。了解患者是在活动还是安静状态下起病,起病前有无情绪激动、活动过度、疲劳、用力排便等诱因和头晕、头痛、肢体麻木等前驱症状;发病时间及病情进展速度。

#### 3.相关记录

生命体征、体重、体位、饮食、皮肤、出入量、GCS 评分、NIHSS 评分等记录结果。

### (二)身体评估

#### 1.头颈部

患者意识是否清楚,睁眼运动是否正常。两侧瞳孔是否等大等圆、瞳孔对光反射是否灵敏,角膜反射是否正常。是否存在剧烈头痛、喷射性呕吐、视盘水肿等颅内压增高的表现。有无面色苍白、口唇发绀、皮肤湿冷、烦躁不安,是否存在吞咽困难和饮水呛咳,有无声音嘶哑或其他语言障碍。注意头颅有无局部肿块或压痛,咽反射是否存在或消失。有无头部活动受限、不自主活动及抬头无力。颈动脉听诊是否闻及血管杂音。

**2.胸部**

脊柱有无畸形,心脏及肺部听诊是否异常。

**3.腹部**

上腹部有无疼痛、饱胀,肠鸣音是否正常。有无大、小便失禁,并观察大、小便的颜色、量和性质。

**4.四肢**

四肢肌肉有无萎缩,皮肤是否干燥。脑膜刺激征是否阳性,颈椎、脊柱、肌肉有无压痛。肢体有无瘫痪及其类型、性质和程度。肱二、三头肌反射,桡反射、膝腱反射、跟腱反射是否阳性。

**(三)心理-社会评估**

了解患者是否存在因突发肢体残疾或瘫痪卧床,生活需要依赖他人而产生的焦虑、恐惧、绝望等心理反应;患者及家属对疾病的病因和诱因、治疗护理经过、防治知识及预后的了解程度;家庭成员组成、家庭环境及经济状况和家属对患者的关心和支持程度等。

**(四)辅助检查结果评估**

(1)头颅 CT:有无高密度影响及其出现时间。

(2)头颅 MRI 及 DSA:有无血管畸形、肿瘤及血管瘤等病变的相应表现。

(3)脑脊液:颜色和压力变化。

(4)血液检查:有无白细胞、血糖和血尿素氮增高及其程度等。

**(五)常用药物治疗效果的评估**

**1.应用脱水药的评估**

(1)用药剂量、方法、时间、疗程的评估与记录。

(2)观察患者瞳孔的变化,询问患者头痛、恶心等症状的变化。

(3)准确记录 24 小时出入量,用药期间监测水、电解质、酸碱平衡,注意补充氯化钠和氯化钾,以免造成低钠、低氯、低钾血症。

(4)观察局部皮肤情况,药物不能外渗入皮下,以免引起皮下组织坏死。

**2.应用血管活性药物的评估**

(1)脑出血患者密切监测血压变化,血压≥26.7/14.7 kPa(200/110 mmHg)时,应采取降压治疗,使血压维持在 24.0/14.0 kPa(180/105 mmHg)左右。收缩压在 24.0～26.7 kPa(180～200 mmHg)或舒张压在 13.3～14.7 kPa(100～110 mmHg)时暂不应用降压药物。

(2)脑出血患者血压降低速度和幅度不宜过快、过大,以免造成脑低灌注;血压过低时,应进行升压治疗以维持脑足够的脑灌注。急性期血压骤降提示病情危重,脑出血恢复期应将血压维持在正常范围。

3.应用止血和凝血药物的评估

(1)高血压性脑出血应用止血药物无效。

(2)并发上消化道出血时和凝血功能有障碍时,应用止血和抗凝药物。

## 八、主要护理诊断/问题

(1)有受伤的危险:与脑出血导致脑功能损害、意识障碍有关。

(2)自理缺陷:与脑出血所致偏瘫、共济失调或医源性限制(绝对卧床)有关。

(3)有失用综合征的危险:与脑出血所致意识障碍、运动障碍或长期卧床有关。

(4)潜在并发症:脑疝、上消化道出血。

## 九、护理措施

### (一)休息与运动

绝对卧床休息2~4周,抬高床头15°~30°,减轻脑水肿。病室安静,减少探视,操作集中进行,减少刺激。躁动患者适当约束,必要时应用镇静剂,便秘患者应用缓泻剂。

### (一)饮食护理

给予高蛋白、高维生素、清淡、易消化、营养丰富的流质或半流质饮食,补充足够的水分和热量。昏迷或有吞咽功能障碍的患者发病第2~3天遵医嘱予鼻饲饮食。食物应无刺激性,温度适宜,少量多餐,并加强口腔护理,保持口腔清洁。

### (三)用药护理

脑出血患者抢救时,遵医嘱快速静脉滴注甘露醇或静脉注射呋塞米,甘露醇应在15~30分钟滴完,避免药物外渗。注意甘露醇会导致肾衰竭等不良反应,观察尿液的颜色、量和性质,定期复查电解质。上消化道出血患者用药,应观察药物疗效和不良反应,如奥美拉唑可致转氨酶升高、枸橼酸铋钾引起大便发黑等。

### (四)心理护理

详细告诉患者本病的原因、常见症状、预防、治疗知识及自我护理方法。帮助患者了解本病的危害性,帮助患者寻找和去除自身的危险因素,积极治疗相关疾病。安慰患者,消除其紧张情绪,创造安静舒适的环境,保证患者休息。

### (五)皮肤护理

加强皮肤护理和大、小便护理,每天床上擦浴1～2次,每2～3小时应协助患者变换体位1次,变换体位时,尽量减少头部摆动幅度,以免加重脑出血。注意保持床单整洁和干燥,应用气垫床或自动减压床,预防压疮。将患者瘫痪侧肢体置于功能位,指导和协助患者进行肢体的被动运动,预防关节僵硬和肢体挛缩畸形。

### (六)健康教育

1.疾病预防指导

指导高血压患者避免情绪激动,保持心态平和;建立健康的生活方式,保证充足的睡眠,适当的运动,避免体力或脑力过度劳累和突然用力;低盐、低脂、高蛋白、高维生素饮食;戒烟限酒,养成定时排便的习惯,保持大便通畅。

2.用药指导与病情监测

告知患者和家属疾病的基本病因、主要危险因素和防治原则,遵医嘱服用降压药等。教会患者测量血压、血糖,并会鉴别早期疾病表现,发现剧烈头痛、头晕、恶心、肢体麻木、乏力、语言障碍等症状时,应及时就医。

3.康复指导

教会患者和家属自我护理方法和康复训练技巧,并使其认识到坚持主动或被动康复训练的意义。

4.就诊指标

出现肢体麻木、无力、头痛、头晕、视物模糊等症状及时就诊,定期门诊复查,积极治疗高血压、高血脂、糖尿病等疾病。

### 十、护理效果评估

(1)患者意识障碍无加重或意识清楚。

(2)患者没有发生因意识障碍而并发的误吸、窒息、压疮和感染。

(3)患者未发生脑疝、上消化道出血或脑疝抢救成功、上消化道出血得到有效控制。

(4)患者能适应长期卧床的状态,生活需要得到满足。

# 第四章　心内科护理

## 第一节　心　绞　痛

### 一、分型

#### (一)稳定型心绞痛

**1.概念和特点**

稳定型心绞痛也称劳力性心绞痛,是在冠状动脉固定性严重狭窄基础上,由于心肌负荷的增加引起心肌急剧的、暂时的缺血缺氧的临床综合征。其特点为阵发性的前胸压榨性疼痛或憋闷感觉,主要位于胸骨后部,可放射至心前区和左上肢尺侧,常发生于劳力负荷增加时,持续数分钟,休息或用硝酸酯制剂后疼痛消失。疼痛发作的程度、频度、性质及诱发因素在数周至数月内无明显变化。

**2.相关病理生理**

患者在心绞痛发作之前,常有血压增高、心律增快、肺动脉压和肺毛细血管压增高的变化,反映心脏和肺的顺应性减低。发作时可有左心室收缩力和收缩速度降低、射血速度减慢、左心室收缩压下降、心搏量和心排血量降低、左心室舒张末期压和血容量增加等左心室收缩和舒张功能障碍的病理生理变化。左心室壁可呈收缩不协调或部分心室壁有收缩减弱的现象。

**3.主要病因及诱因**

本病的基本病因是冠脉粥样硬化。正常情况下,冠脉循环血流量具有很大的储备力量,其血流量可随身体的生理情况有显著的变化,休息时无症状。当劳累、激动、心力衰竭等使心脏负荷增加,心肌耗氧量增加时,对血液的需求增加,而冠脉的供血已不能相应增加,即可引起心绞痛。

**4.临床表现**

(1)症状:心绞痛以发作性胸痛为主要临床表现,典型疼痛的特点如下。①部位:主要在胸骨体中、上段之后,可波及心前区,界限不很清楚。常放射至左肩、左臂尺侧达无名指和小指,偶有至颈、咽或下颌部。②性质:胸痛常有压迫、憋闷或紧缩感,也可有烧灼感,偶尔伴有濒死感。③持续时间:疼痛出现后常逐步加重,持续3分钟,休息或含服硝酸甘油可迅速缓解,很少超过半小时。可数天或数周发作1次,也可一天内发作数次。

(2)体征:心绞痛发作时,患者面色苍白、出冷汗、心率增快、血压升高、表情焦虑。心尖部听诊有时出现"奔马律",可有暂时性心尖部收缩期杂音,是乳头肌缺血以致功能失调引起二尖瓣关闭不全所致。

(3)诱因:发作常由体力劳动、情绪激动、饱餐、寒冷、吸烟、心动过速、休克等。

**5.辅助检查**

(1)心电图表现如下。①静息时心电图:约有半数患者在正常范围,也可有陈旧性心肌梗死的改变或非特异性 ST 段和 T 波异常。有时出现心律失常。②心绞痛发作时心电图:绝大多数患者可出现暂时性心肌缺血引起的 ST 段压低($\geqslant$0.1 mV),有时出现 T 波倒置,在平时有 T 波持续倒置的患者,发作时可变为直立(假性正常化)。③心电图负荷试验:运动负荷试验及24小时动态心电图,可显著提高缺血性心电图的检出率。

(2)X 线检查:心脏检查可无异常,若已伴发缺血性心肌病可见心影增大、肺充血等。

(3)放射性核素:利用放射性铊心肌显像所示灌注缺损,提示心肌供血不足或血供消失,对心肌缺血诊断较有价值。

(4)超声心动图:多数稳定性心绞痛患者静息时超声心动图检查无异常,有陈旧性心肌梗死者或严重心肌缺血者二维超声心动图可探测到坏死区或缺血区心室壁的运动异常,运动或药物负荷超声心动图检查可以评价心肌灌注和存活性。

(5)冠状动脉造影:选择性冠状动脉造影可使左、右冠状动脉及主要分支得到清楚的显影,具有确诊价值。

**6.治疗原则**

治疗原则是改善冠脉血供和降低心肌耗氧量以改善患者症状,提高生活质量,同时治疗冠脉粥样硬化,预防心肌梗死和死亡,以延长生存期。

(1)发作时的治疗。①休息:发作时立即休息,一般患者停止活动后症状即可消失。②药物治疗:宜选用作用快的硝酸酯制剂,这类药物除可扩张冠脉增加冠脉血流量外,还可扩张外周血管,减轻心脏负荷,从而缓解心绞痛。如硝酸甘油 $0.3\sim0.6$ mg 或硝酸异山梨酯 $3\sim10$ mg 舌下含化。

(2)缓解期的治疗:缓解期一般不需卧床休息,应避免各种已知的诱因。①药物治疗:以改善预后的药物和减轻症状、改善缺血的药物为主,如阿司匹林、氯吡格雷、β受体阻滞剂、他汀类药物、血管紧张素转换酶抑制剂、硝酸酯制剂,其他如代谢性药物、中医中药。②非药物治疗:包括运动锻炼疗法、血管重建治疗、增强型体外反搏等。

**(二)不稳定型心绞痛**

**1.概念和特点**

目前已趋向将典型的稳定型劳力性心绞痛以外的缺血性胸痛统称为不稳定型心绞痛。不稳定型心绞痛根据临床表现可分为静息型心绞痛、初发型心绞痛、恶化型心绞痛 3 种类型。

**2.相关病理生理**

不稳定型心绞痛与稳定型心绞痛的差别主要在于冠脉内不稳定的粥样斑块继发的病理改变,使局部的心肌血流量明显下降,如斑块内出血、斑块纤维帽出现裂隙,表面有血小板聚集和/或刺激冠脉痉挛,导致缺血性心绞痛,虽然也可因劳力负荷诱发,但劳力负荷终止后胸痛并不能缓解。

**3.主要病因及诱因**

少部分不稳定型心绞痛患者心绞痛发作有明显的诱因。

(1)增加心肌氧耗:感染、甲状腺功能亢进或心律失常。

(2)冠脉血流减少:低血压。

(3)血液携氧能力下降:贫血和低氧血症。

**4.临床表现**

(1)症状:不稳定型心绞痛患者胸部不适的性质与典型的稳定型心绞痛相似,通常程度更重,持续时间更长,可达数十分钟,胸痛在休息时也可发生。

(2)体征:体检可发现一过性第三心音或第四心音,以及由于二尖瓣反流引起的一过性收缩期杂音,这些非特异性体征也可出现在稳定性心绞痛和心肌梗死患者,但详细的体格检查可发现潜在的加重心肌缺血的因素,并成为判断预后非常重要的依据。

**5.辅助检查**

(1)心电图:①大多数患者胸痛发作时有一过性 ST 段(抬高或压低)和 T 波(低平或倒置)改变,其中 ST 段的动态改变($\geq 0.1$ mV 的抬高或压低)是严重冠脉疾病的表现,可能会发生急性心肌梗死或猝死。②连续心电监护:连续 24 小时心电监测发现,85%~90%的心肌缺血,可不伴有心绞痛症状。

(2)冠脉造影剂其他侵入性检查:在长期稳定型心绞痛基础上出现的不稳定型心绞痛患者,常有多支冠脉病变,而新发作静息心绞痛患者,可能只有单支冠脉病变。在所有的不稳定型心绞痛患者中,3 支血管病变占 40%,2 支血管病变占 20%,左冠脉主干病变约占 20%,单支血管病变约占 10%,没有明显血管狭窄者占 10%。

(3)心脏标志物检查:心脏肌钙蛋白(cTn)T 及 cTnI 较传统的肌酸激酶和肌酸激酶同工酶更为敏感、更可靠。

(4)其他:胸部 X 线、心脏超声和放射性核素检查的结果,与稳定型心绞痛患者的结果相似,但阳性发现率会更高。

**6.治疗原则**

不稳定型心绞痛是严重、具有潜在危险的疾病,病情发展难以预料,应使患者处于监控之下,疼痛发作频繁或持续不缓解及高危组的患者应立即住院。其治疗包括抗缺血治疗、抗血栓治疗和根据危险度分层进行优创治疗。

(1)一般治疗:发作时立即卧床休息,床边 24 小时心电监护,严密观察血压、脉搏、呼吸、心率、心律变化,有呼吸困难、发绀者应给氧吸入,维持血氧饱和度达到 95%以上。如有必要,重测心肌坏死标志物。

(2)止痛:烦躁不安、疼痛剧烈者,可考虑应用镇静剂如吗啡 5~10 mg 皮下注射;硝酸甘油或硝酸异山梨酯持续静脉滴注或微量泵输注,以 10 $\mu$g/min 开始,每 3~5 分钟增加10 $\mu$g/min,直至症状缓解或出现血压下降。

(3)抗凝(栓):抗血小板和抗凝治疗是不稳定型心绞痛治疗至关重要的措施,应尽早应用阿司匹林、氯吡格雷和肝素或低分子肝素,以有效防止血栓形成,阻止病情进展为心肌梗死。

(4)其他:对于个别病情极严重患者,保守治疗效果不佳,心绞痛发作时 ST 段$\geq 0.1$ mV,持续时间$> 20$分钟,或血肌钙蛋白升高者,在有条件的医院可行急诊冠脉造影,考虑经皮冠脉成形术。

## 二、护理评估

### (一)一般评估

(1)患者有无面色苍白、出冷汗、心率加快、血压升高。

(2)患者主诉有无心绞痛发作症状。

### (二)身体评估

(1)有无表情焦虑、皮肤湿冷、出冷汗。

(2)有无心率增快、血压升高。

(3)心尖区听诊是否闻及收缩期杂音,或听到第三心音或第四心音。

### (三)心理-社会评估

患者能否控制情绪,避免激动或愤怒,以减少心悸耗氧量;家属能否做到给予患者安慰及细心的照顾,并督促定期复查。

### (四)辅助检查结果的评估

(1)心电图有无 ST 段及 T 波异常改变。

(2)24 小时连续心电监测有无心肌缺血的改变。

(3)冠脉造影检查结果有无显示单支或多支病变。

(4)心脏标志物肌钙蛋白 T 的峰值是否超过正常对照值的百分位数。

### (五)常用药物治疗效果的评估

1.硝酸酯类药物

心绞痛发作时,能及时舌下含化,迅速缓解疼痛。

2.他汀类药物

长期服用可以维持低密度脂蛋白胆固醇的目标值$<3.89$ mmol/L(70 mg/dL),且不出现肝酶和肌酶升高等不良反应。

## 三、主要护理诊断/问题

### (一)胸痛

胸痛与心肌缺血、缺氧有关。

### (二)活动无耐力

活动无耐力与心肌氧的供需失调有关。

### (三)知识缺乏

缺乏控制诱发因素及预防心绞痛发作的知识。

**(四)潜在并发症**

心肌梗死。

## 四、护理措施

### (一)休息与活动

1.适量运动

运动应以有氧运动为主,运动的强度和时间因病情和个体差异而不同,必要时在监测下进行。

2.心绞痛发作时

心绞痛发作时立即停止活动,就地休息。不稳定型心绞痛患者,应卧床休息,并密切观察。

### (二)用药指导

1.心绞痛发作时

心绞痛发作时立即舌下含化硝酸甘油,用药后注意观察患者胸痛变化情况,如3分钟后仍不缓解,隔5分钟后可重复使用。对于心绞痛发作频繁者,静脉滴注硝酸甘油时,患者及家属不要擅自调整滴速,以防低血压发生。部分患者用药后出现面部潮红、头部胀痛、头晕、心动过速、心悸等不适,应告知患者是药物的扩血管作用所致,不必有顾虑。

2.应用他汀类药物时

应用他汀类药物时应严密监测转氨酶及肌酸激酶等生化指标,及时发现药物可能引起的肝脏损害和肌病。采用强化降脂治疗时,应注意监测药物的安全性。

### (三)心理护理

安慰患者,解除紧张不安情绪,改变急躁易怒性格,保持心理平衡。告知患者及家属过劳、情绪激动、饱餐、用力排便、寒冷刺激等都是心绞痛发作的诱因,应注意避免。

### (四)健康教育

1.疾病知识指导

(1)合理膳食:宜摄入低热量、低脂、低胆固醇、低盐饮食,多食蔬菜、水果和粗纤维食物如芹菜、糙米等,避免暴饮暴食,应少食多餐。

(2)戒烟、限酒。

（3）适量运动：应以有氧运动为主，运动的强度和时间因病情和个体差异而不同，必要时在监测下进行。

（4）心理调适：保持心理平衡，可采取放松技术或与他人交流的方式缓解压力，避免心绞痛发作的诱因。

**2.用药指导**

指导患者出院后遵医嘱用药，不擅自增减药量，自我检测药物的不良反应。外出时随身携带硝酸甘油以备急用。硝酸甘油遇光易分解，应放在棕色瓶内存放于干燥处，以免潮解失效。药瓶开封后每 6 个月更换 1 次，以确保疗效。

**3.病情检测指导**

教会患者及家属心绞痛发作时的缓解方法，胸痛发作时应立即停止活动或舌下含服硝酸甘油。如连续含服 3 次仍不缓解，或心绞痛发作比以往频繁、程度加重、疼痛时间延长，应及时就医，警惕心肌梗死的发生。不典型心绞痛发作时，可能表现为牙痛、肩周炎、上腹痛等，为防治误诊，应尽快到医院做相关检查。

**4.及时就诊的指标**

（1）心绞痛发作时，舌下含化硝酸酯类药物无效或重复用药仍未缓解。

（2）心绞痛发作比以往频繁、程度加重、疼痛时间延长。

# 第二节　心律失常

## 一、疾病概述

### （一）概念和特点

心律失常是指心脏冲动频率、节律、起源部位、传导速度或激动次序的异常。按其发生原理可分为冲动形成异常和冲动传导异常两大类。按照心律失常发生时心率的快慢，可分为快速性与缓慢性心律失常两大类。

心律失常可发生在没有明确心脏病或其他原因的患者。心律失常的后果取决于其对血流动力学的影响，可从心律失常对心、脑、肾灌注的影响来判断。轻者患者可无症状，一般表现为心悸，但也可出现心绞痛、气短、晕厥等症状。心律失常持续时间不一，有时仅持续数秒、数分，有时可持续数天以上，如慢性心房颤动。

### (二)相关病理生理

正常生理状态下,促成心搏的冲动起源于窦房结,并以一定的顺序传导于心房与心室,使心脏在一定频率范围内发生有规律的搏动。如果心脏内冲动的形成异常和/或传导异常,使整个心脏或其一部分的活动变为过快、过慢或不规则,或者各部分活动的程序发生紊乱,即形成心律失常。心律失常有多种不同的发生机制,如折返、自律性改变、触发活动和平行收缩等。然而,由于条件限制,目前能直接对人在体内心脏研究的仅限于折返机制,临床检查尚不能判断大多数心律失常的电生理机制。产生心律失常的电生理机制主要包括冲动发生异常、冲动传导异常以及触发活动。

### (三)主要病因与诱因

#### 1.器质性心脏病

心律失常可见于各种器质性心脏病,其中以冠心病、心肌病、心肌炎和风湿性心脏病为多见,尤其在发生心力衰竭或急性心肌梗死时。

#### 2.非心源性疾病

几乎其他系统疾病均可引发心律失常,常见的有内分泌失调、麻醉、低温、胸腔或心脏手术、中枢神经系统疾病及自主神经功能失调等。

#### 3.酸碱失衡和电解质紊乱

各种酸碱代谢紊乱、钾代谢紊乱可使传导系统或心肌细胞的兴奋性、传导性异常而引起心律失常。

#### 4.理化因素和中毒

电击可直接引起心律失常甚至死亡,中暑、低温也可导致心律失常。某些药物可引起心律失常,其机制各不相同,洋地黄、奎尼丁、氨茶碱等直接作用于心肌,洋地黄、夹竹桃、蟾蜍等通过兴奋迷走神经,拟肾上腺素药、三环类抗抑郁药等通过兴奋交感神经,可溶性钡盐、棉酚、排钾性利尿剂等引起低钾血症,窒息性毒物则引起缺氧诱发心律失常。

#### 5.其他

发生在健康者的心律失常也不少见,部分病因不明。

### (四)临床表现

心律失常的诊断大多数要靠心电图,但相当一部分患者可根据病史和体征作出初步诊断。详细询问发作时的心率快慢,节律是否规整,发作起止与持续时间,发作时是否伴有低血压、昏厥、心绞痛或心力衰竭等表现,及既往发作的诱因、频率和治疗经过,有助于心律失常的诊断,同时要对患者全身情况、既往治疗情况等进行全面的了解。

### (五)辅助检查

**1.心电图检查**

心电图检查是诊断心律失常最重要的一项无创性检查技术。应记录 12 导联心电图,并记录清楚显示 P 波导联的心电图长条以备分析,通常选择 $V_1$ 导联或 Ⅱ 导联。必要时采用动态心电图,连续记录患者 24 小时的心电图。

**2.运动试验**

患者在运动时出现心悸、可做运动试验协助诊断。运动试验诊断心律失常的敏感性不如动态心电图。

**3.食管心电图**

解剖上左心房后壁毗邻食管,因此,插入食管电极导管并置于心房水平时,能记录到清晰的心房电位,并能进行心房快速起搏或程序电刺激。

**4.心腔内电生理检查**

心腔内电生理检查是将几根多电极导管经静脉和/或动脉插入,放置在心腔内的不同部位辅以 8～12 通道以上多导生理仪,同步记录各部位电活动,包括右心房、右心室、希氏束、冠状静脉窦(反映左心房、左心室电活动)。其适应证包括:①窦房结功能测定。②房室与室内传导阻滞。③心动过速。④不明原因晕厥。

**5.三维心脏电生理标测及导航系统**

三维心脏电生理标测及导航系统(三维标测系统)是近年来出现的新的标测技术,能够减少 X 线曝光时间,提高消融成功率,加深对心律失常机制的理解。

### (六)治疗原则

**1.窦性心律失常**

(1)若患者无心动过缓有关的症状,不必治疗,仅定期随诊观察。对于有症状的病窦综合征患者,应接受起搏器治疗。

(2)心动过缓-心动过速综合征患者发作心动过速,单独应用抗心律失常药物治疗可能加重心动过缓。应用起搏治疗后,患者仍有心动过速发作,可同时应用抗心律失常药物。

**2.房性心律失常**

(1)房性期前收缩:无须治疗。当有明显症状或因房性期前收缩触发室上行心动过速时,应给予治疗。治疗药物包括普罗帕酮、莫雷西嗪或β受体阻滞剂。

(2)房性心动过速:①积极寻找病因,针对病因治疗。②抗凝治疗。③控制心室率。④转复窦性心律。

(3)心房扑动治疗如下。①药物治疗:减慢心室率的药物包括β受体阻滞剂、钙通道阻滞剂或洋地黄制剂(地高辛、毛花苷C)。②非药物治疗:直流电复律是终止心房扑动最有效的方法。其次食管调搏也是转复心房扑动的有效方法。射频消融可根治心房扑动。③抗凝治疗:持续性心房扑动的患者,发生血栓栓塞的风险明显增高,应给予抗凝治疗。④心房颤动:应积极寻找心房颤动的原发疾病和诱发因素,进行相应处理。

**3.房室交界区性心律失常**

(1)房室交界区性期前收缩:通常无须治疗。

(2)房室交界区性逸搏与心律:一般无须治疗,必要时可起搏治疗。

(3)非阵发性房室交界区性心动过速:主要针对病因治疗。洋地黄中毒引起者可停用洋地黄,可给予钾盐、利多卡因或β受体阻滞剂治疗。

(4)与房室交界区相关的折返性心动过速:急性发作期应根据患者的基础心脏状况,既往发作的情况以及对心动过速的耐受程度作出适当处理。

(5)预激综合征:对于无心动过速发作或偶有发作但症状轻微的预激综合征患者的治疗,目前仍存有争议。如心动过速发作频繁伴有明显症状,应给予治疗。治疗方法包括药物和导管消融。

房室交界区性心律失常的主要药物治疗如下。①腺苷与钙通道阻滞剂:为首选。起效迅速,不良反应为胸部压迫感、呼吸困难、面部潮红、窦性心动过缓、房室传导阻滞等。②洋地黄与β受体阻滞剂:静脉注射洋地黄可终止发作。对伴有心功能不全患者仍作首选。β受体阻滞剂也能有效终止心动过速,选用短效β受体阻滞剂较合适如艾司洛尔。③普罗帕酮1~2 mg/kg静脉注射。④其他:食管心房调搏术、直流电复律等。

预防复发:是否需要给予患者长期药物预防,取决于发作的频繁程度以及发作的严重性。药物的选择可依据临床经验或心内电生理试验结果。

**4.室性心律失常**

(1)室性期前收缩:首先应对患者室性期前收缩的类型、症状及其原有心脏病变做全面的了解;然后,根据不同的临床状况决定是否给予治疗,采取何种方法治疗以及确定治疗的终点。

(2)室性心动过速:一般遵循的原则是有器质性心脏病或有明确诱因应首先

给以针对性治疗;无器质性心脏病患者发生非持续性短暂室性心动过速,如无症状或无血流动力学影响,处理的原则与室性期前收缩相同;持续性室性发作,无论有无器质性心脏病,应给予治疗。

(3)心室扑动与颤动:快速识别心搏骤停、高声呼救、进行心肺复苏,包括胸外按压、开放气道、人工呼吸、除颤、气管插管、吸氧、药物治疗等。

**5.心脏传导阻滞**

(1)房室传导阻滞:应针对不同病因进行治疗。一度与二度Ⅰ型房室阻止心室率不太慢者,无须特殊治疗。二度Ⅱ型与三度房室阻滞如心室率显著缓慢,伴有明显症状或血流动力学障碍,甚至阿-斯综合征发作者,应给予起搏治疗。

(2)室内传导阻滞:慢性单侧束支阻滞的患者如无症状,无须接受治疗。双分支与不完全性三分支阻滞有可能进展为完全性房室传导阻滞,但是否一定发生及何时发生均难以预料,不必常规预防性起搏器治疗。急性前壁心肌梗死发生双分支、三分支阻滞、或慢性双分支、三分支阻滞,伴有晕厥或阿斯综合征发作者,则应及早考虑心脏起搏器治疗。

## 二、护理评估

### (一)一般评估

心律失常患者的生命体征,发作间歇期无异常表现。发作期则出现心悸、气短、不敢活动,心电图显示心率过快、过慢、不规则或暂时消失而形成窦性停搏。

### (二)身体评估

发作时体格检查应着重于判断心律失常的性质及心律失常对血流动力学状态的影响。听诊心音了解心室搏动率的快、慢和规则与否,结合颈静脉搏动所反映的心房活动情况,有助于作出心律失常的初步鉴别诊断。缓慢(<60次/分)而规则的心率为窦性心动过缓,快速(>100次/分)而规则的心率常为窦性心动过速。窦性心动过速较少超过160次/分,心房扑动伴2∶1房室传导时心室率常固定在150次/分左右。不规则的心律中以期前收缩为最常见,快而不规则者以心房颤动或心房扑动、房性心动过速伴不规则房室传导阻滞为多。心律规则而第一心音强弱不等(大炮音),尤其是伴颈静脉搏动间断不规则增强(大炮波),提示房室分离,多见于完全性或室性心动过速。

### (三)心理-社会评估

心律失常患者常有焦虑、恐惧等负性情绪,护理人员应做好以下几点:①帮助患者认识到自己的情绪反应,承认自己的感觉,指导患者使用放松术。②安慰患者,告诉患者较轻的心律失常通常不会威胁生命。有条件时安排单人房间,避免与其他焦虑患者接触。③经常巡视病房,了解患者的需要,帮助其解决问题,如主动给患者介绍环境,耐心解答有关疾病的问题等。

**(四)辅助检查结果的评估**

1.心电图检查

心律失常发作时的心电图记录是确诊心律失常的重要依据。应记录 12 导联心电图,包括较长的 Ⅱ 导联或 $V_1$ 导联记录。注意 P 和 QRS 波形态、P-QRS 关系、P-P、P-R 与 R-R 间期,判断基本心律是窦性还是异位。通过逐个分析提早或延迟心搏的性质和来源,最后判断心律失常的性质。

2.动态心电图

动态心电图对心律失常的检出率明显高于常规心电图,尤其是对易引起猝死的恶性心律失常的检出尤为有意义。对心律失常的诊断优于普通心电图。

3.运动试验

运动试验可增加心律失常的诊断率和敏感性,是对动态心电图很好的补充,但运动试验有一定的危险性,需严格掌握禁忌证。

4.食管心电图

食管心电图是食管心房调搏最佳起搏点判定的可靠依据,更能在心律失常的诊断与鉴别诊断方面起到特殊而独到的作用。食管心电图与心内电生理检查具有高度的一致性,为导管射频消融术根治阵发性室上性心动过速提供可靠的分型及定位诊断。也有助于不典型的预激综合征患者确立诊断。

5.心腔内电生理检查

心腔内电生理检查为有创性电生理检查,除能确诊缓慢性和快速性心律失常的性质外,还能在心律失常发作间隙应用程序电刺激方法判断窦房结和房室传导系统功能,诱发室上性和室性快速性心律失常,确定心律失常起源部位,评价药物与非药物治疗效果,以及为手术、起搏或消融治疗提供必要的信息。

**(五)常用药物治疗效果的评估**

(1)治疗缓慢性心律失常一般选用增强心肌自律性和/或加速传导的药物,如拟交感神经药、迷走神经抑制药或碱化剂(摩尔乳酸钠或碳酸氢钠)。护理评估:①服药后心悸、乏力、头晕、胸闷等临床症状有无改善。②有无不良反应发生。

（2）治疗快速性心律失常选用减慢传导和延长不应期的药物,如迷走神经兴奋剂,拟交感神经药间接兴奋迷走神经或抗心律失常药物。①用药后的疗效,有无严重不良反应发生。②药物疗效不佳时,考虑电转复或射频消融术治疗,并做好术前准备。

（3）临床上抗心律失常药物繁多,药物的分类主要基于其对心肌的电生理学作用。治疗缓慢性心律失常的药物,主要提高心脏起搏和传导功能,如肾上腺素类药物（肾上腺素、异丙肾上腺素）,拟交感神经药如阿托品、山莨菪碱,β受体兴奋剂如多巴胺类、沙丁胺醇等。

（4）及时就诊的指标:①心动过速发作频繁伴有明显症状如低血压、休克、心绞痛、心力衰竭或晕厥等。②出现洋地黄中毒症状。

### 三、主要护理诊断/问题

**（一）活动无耐力**

活动无耐力与心律失常导致心悸或心排血量减少有关。

**（二）焦虑**

焦虑与心律失常反复发作,对治疗缺乏信心有关。

**（三）有受伤的危险**

受伤与心律失常引起的头晕、晕厥有关。

**（四）潜在并发症**

心力衰竭、脑栓塞、猝死。

### 四、护理措施

**（一）体位与休息**

当心律失常发作导致胸闷、心悸、头晕等不适时采取高枕卧位、半卧位或其他舒适体位,尽量避免左侧卧位,以防左侧卧位时感觉到心脏搏动而加重不适。有头晕、晕厥发作或曾有跌倒病史者应卧床休息。保证患者充分的休息与睡眠,必要时遵医嘱给予镇静剂。

**（二）给氧**

伴呼吸困难、发绀等缺氧表现时,给予 2～4 L/min 氧气吸入。

**（三）饮食**

控制膳食总热量,以维持正常体重为度,40 岁以上者尤应预防发胖。一般以体重指数 20～24 为正常体重。或以腰围为标准，一般以女性≥80 cm，男性≥85 cm为超标。超重或肥胖者应减少每天进食的总热量，以低脂、低胆固醇膳食，并限制酒及糖类食物的摄入。严禁暴饮暴食。以免诱发心绞痛或心肌梗死。合并高血压或心力衰竭者，应同时限制钠盐。避免摄入刺激性食物如咖啡、浓茶等，保持大便通畅。

**（四）病情观察**

严密进行心电监测，出现异常心律变化，如 3～5 次/分的室性期前收缩或阵发性室性心动过速，窦性停搏、二度Ⅱ型或三度房室传导阻滞等，立即通知医师。应将急救药物备好，需争分夺秒地迅速给药。有无心悸、胸闷、胸痛、头晕、晕厥等。检测电解质变化，尤其是血钾。

**（五）用药指导**

接受各种抗心律失常药物治疗的患者，应在心电监测下用药，以便掌握心律的变化情况和观察药物疗效。密切观察用药反应，严密观察穿刺局部情况，谨防药物外渗。皮下注射给予抗凝溶栓及抗血小板药时，注意更换注射部位，避免按摩，应持续按压 2～3 分钟。严格按医嘱给药，避免食用影响药物疗效的食物。用药前、中、后注意心率、心律、PR 间期、QT 间期等的变化，以判断疗效和有无不良反应。

**（六）除颤的护理**

持续性室性心动过速患者，应用药物效果不明显时，护士应密切配合医师将除颤器电源接好，检查仪器性能是否完好，备好电极板，以便及时顺利除颤。对于缓慢型心律失常患者，应用药物治疗后仍不能增加心率，且病情有所发展或反复发作阿斯综合征时，应随时做好安装人工心脏起搏器的准备。

**（七）心理护理**

向患者说明心律失常的治疗原则，介绍介入治疗如心导管射频消融术或心脏起搏器安置术的目的及方法，以消除患者的紧张心理，使患者主动配合治疗。

**（八）健康教育**

1.疾病知识指导
向患者及家属讲解心律失常的病因、诱因及防治知识。

2.生活指导
指导患者劳逸结合，生活规律，保证充足的休息与睡眠。无器质性心脏病者应积极参加体育锻炼。保持情绪稳定,避免精神紧张、激动。改变不良饮食习惯,戒烟、酒、避免浓茶、咖啡、可乐等刺激性食物。保持大便通畅,避免排便用力而加重心律失常。

### 3.用药指导

嘱患者严格按医嘱按时按量服药,说明所用药物的名称、剂量、用法、作用及不良反应,不可随意增减药物的剂量或种类。

### 4.制订活动计划

评估患者心律失常的类型及临床表现,与患者及家属共同制订活动计划。对无器质性心脏病的良性心律失常患者,鼓励其正常工作和生活,保持心情舒畅,避免过度劳累。窦性停搏、第二度Ⅱ型或第三度房室传导阻滞、持续性室性心动过速等严重心律失常患者或快速心室率引起血压下降者,应卧床休息,以减少心肌耗氧量。卧床期间加强生活护理。

### 5.自我监测指导

教会患者及家属测量脉搏的方法,心律失常发作时的应对措施及心肺复苏术,以便于自我检测病情和自救。对安置心脏起搏器的患者,讲解自我监测与家庭护理方法。

### 6.及时就诊的指标

(1)当出现头晕、气促、胸闷、胸痛等不适症状。

(2)复查心电图发现异常时。

# 第三节 心 力 衰 竭

## 一、疾病概述

### (一)概念和特点

心力衰竭是由于心脏泵血功能减弱,不能搏出同静脉回流及身体组织代谢所需相称的血液供应。往往由各种疾病引起心肌收缩能力减弱,从而使心脏的血液输出量减少,不足以满足机体的需要,并由此产生一系列症状和体征。

心力衰竭的发病率正逐年上升,一方面是心血管事件后幸存者增多;另一方面是由于老年人口的增加。

心力衰竭按其发展的速度可分为急性和慢性 2 种,以慢性居多。急性者以左心衰竭较常见,主要表现为急性肺水肿。

根据心力衰竭发生的部位可分为左心衰竭、右心衰竭和全心衰竭。左心衰竭的特征是肺循环淤血;右心衰竭以体循环淤血为主要表现。

### (二)相关病理生理

心力衰竭时的病理生理改变十分复杂,当基础心脏病损及心功能时,机体首先发生多种代偿机制。这些机制可使心功能在一定的时间内维持在相对正常的水平,但这些代偿机制也均有负性的效应。各种不同机制相互作用衍生出更多反应,当心肌不能维持充分的心排血量来满足外周循环的需求时,将导致心力衰竭的发生。

### (三)心力衰竭的病因与诱因

1.基本病因

(1)前负荷过重:心室舒张回流的血量过多,如主动脉瓣或二尖瓣关闭不全,室间隔缺损,动脉导管未闭等均可使左心室舒张期负荷过重,导致左心衰竭;先天性房间隔缺损可使右心室舒张期负荷过重,导致右心衰竭。贫血、甲状腺功能亢进等高心排血量疾病,由于回心血量增多,加重左、右心室的舒张期负荷,而导致全心衰竭。

(2)后负荷过重:如高血压、主动脉瓣狭窄或左心室流出道梗阻,使左心室收缩期负荷加重,可导致左心衰竭。肺动脉高压,右心室流出道梗阻,使右心室收缩期负荷加重,可导致右心衰竭。

(3)心肌收缩力的减弱:常见的如由于冠状动脉粥样硬化所引起的心肌缺血或坏死,各种原因的心肌炎(病毒性、免疫性、中毒性、细菌性),原因不明的心肌病,严重的贫血性心脏病及甲状腺功能亢进性心脏病等,心肌收缩力均可有明显减弱,导致心力衰竭。

(4)心室收缩不协调:冠心病心肌局部严重缺血招致心肌收缩无力或收缩不协调,如室壁瘤。

(5)心室顺应性减低:如心室肥厚、肥厚性心肌病,心室的顺应性明显减低时,可影响心室的舒张而影响心脏功能。

2.心力衰竭的诱因

(1)感染:病毒性上感和肺部感染是诱发心力衰竭的常见诱因,感染除可直接损害心肌外,发热使心率增快也加重心脏的负荷。

(2)过重的体力劳动或情绪激动。

(3)心律失常:尤其是快速性心律失常,如阵发性心动过速、心房颤动等,均可使心脏负荷增加,心排血量减低,而导致心力衰竭。

(4)妊娠分娩:妊娠期孕妇血容量增加,分娩时由于子宫收缩,回心血量明显增多,加上分娩时的用力,均加重心脏负荷。

(5)输液(或输血过快或过量):液体或钠的输入量过多,血容量突然增加,心脏负荷过重而诱发心力衰竭。

(6)严重贫血或大出血:使心肌缺血缺氧,心率增快,心脏负荷加重。

**(四)临床表现**

**1.左心衰竭**

左心衰竭主要表现为肺循环淤血的症状。患者表现为疲倦乏力,呼吸困难是左心衰竭的最早和最常见的症状呼吸困难,初起为劳力性呼吸困难,阵发性呼吸困难是左心衰竭的典型表现,多于熟睡之中发作,严重者有窒息感,被迫坐起,咳嗽频繁,出现严重的呼吸困难。

**2.右心衰竭**

右心衰竭主要表现为体循环淤血的症状。上腹部胀满是右心衰竭较早的症状。表现为下肢呈凹陷性水肿,下肢水肿多于傍晚出现或加重,休息一夜后可减轻或消失,重症者可波及全身。患者也可有颈静脉曲张,食欲缺乏,恶心呕吐,尿少,夜尿,饮水与排尿分离现象等。

**(五)辅助检查**

**1.实验室检查**

血常规、尿常规、生化、肝肾功能及甲状腺功能检查(以了解其病因及诱因及潜在的护理问题)。

**2.心电图检查**

心电图检查示心房和/或心室肥大、ST-T改变、各种心律失常等异常表现。

**3.X线检查**

左心衰竭可见心影增大,心脏搏动减弱,肺门阴影增大,肺淤血征等。右心衰竭可见心影增大,上腔静脉增宽,右心房、右心室增大,可伴有双侧或单侧胸腔积液。可显示出心影的大小及外形,根据心脏扩大的程度和动态变化可间接反映心脏的功能。也可以诊断有无肺淤血。

**4.超声心动图检查**

超声心动图检查可比X线检查提供更准确的各心腔大小的变化及心瓣膜

结构及功能情况。还可以用于估计心脏的收缩和舒张功能。

### (六)主要治疗原则

心力衰竭治疗的原则:强心、利尿、扩血管。

**1.应用洋地黄类药物**

洋地黄类药物可增强心肌收缩力,改善心力衰竭症状。治疗常用的有地高辛口服,每天0.25 mg;或应用毛花苷C,每次 0.2～0.4 mg 稀释后缓慢静脉注射。

**2.应用利尿剂**

利尿剂可增加心力衰竭患者的尿钠排出,减轻体内液体潴留,降低静脉压,减轻前负荷,减轻水肿。

常用的有呋塞米 20～40 mg 静脉注射;或口服呋塞米 20 mg,每天 1～2 次;或口服氢氯噻嗪 25 mg,隔一天 1 次,螺内酯口服 20 mg,每天 3 次。

**3.血管扩张药应用**

血管扩张要可用来增加静脉血管容量,提高射血分数,减缓心室功能减退的进程,减小心脏体积。常用的药物有:硝普钠、硝基甘油或酚妥拉明静脉注射。

**4.其他对症治疗**

吸氧,适当应用抗生素控制感染。

## 二、护理评估

### (一)一般评估

**1.生命体征**

心力衰竭时患者体温可正常或偏高;心率加快或有心律不齐;呼吸频率常达每分钟30～40 次;血压测定可发现患者有一过性的高血压,病情如不缓解,血压可持续下降直至休克。

**2.患者主诉**

有无疲倦、乏力、咳嗽与心慌气短等症状。

**3.相关记录**

体重、体位、饮食、皮肤、出入量等记录结果。

### (二)身体评估

**1.视诊**

面部颜色(贫血)、口唇有无发绀、颈静脉充盈情况;有无颈静脉曲张(右心衰竭的主要体征)。

**2.触诊**

(1)测量腹围:观察有无腹水征象;观察平卧时背部有无水肿出现(心源性水肿的特点是水肿首先出现在身体下垂部位)。

(2)有无肝脏肿大(结合 B 超结果综合考虑)。

(3)下肢无凹陷性水肿情况:从踝内侧开始检查,逐渐向上,根据每天下肢水肿的部位记录情况与患者尿量情况作动态的综合分析,判断水肿是否减轻,心力衰竭治疗是否有效。

**3.叩诊**

心界有无扩大(结合 X 线结果综合考虑)。

**4.听诊**

两肺满布湿啰音和哮鸣音;心尖部第一心音减弱,频率快,同时有舒张早期第三心音而构成奔马律;肺动脉瓣第二心音亢进(结合病例综合考虑)。

**(三)心理-社会评估**

患者在疾病治疗过程中的心理反应与需求,家庭及社会支持情况,引导患者正确配合疾病的治疗与护理。

**(四)辅助检查阳性结果**

**1.心电图**

心率(律)是否有改变;心电图 ST 段是否有洋地黄作用样改变,反应左、右心室肥厚的电压是否有改变。

**2.电解质**

心力衰竭可引起电解质紊乱常发生于心力衰竭治疗过程中,尤其多见于多次或长期应用利尿剂后,其中低血钾和失盐性低钠综合征最为多见,所以需要结合出入量与生化检查结果综合做动态的分析。

**(五)心功能分级评估**

根据患者的情况综合分析,做出心功能的分级。心功能的分级判断采用美国心脏病学会心功能分级标准如下。

(1)Ⅰ级:患者患有心脏病但活动量不受限制,平时一般活动不引起疲乏、心悸、呼吸困难或心绞痛。

(2)Ⅱ级:心脏病患者的体力活动受到轻度的限制,休息时无自觉症状,但平时一般活动下可出现疲乏、心悸、呼吸困难或心绞痛。

(3)Ⅲ级:心脏病患者体力活动明显限制,小于平时一般活动即引起上述的症状。

（4）Ⅳ级：心脏病患者不能从事任何体力活动。休息状态下也出现心力衰竭的症状，体力活动后加重。

### (六)心力衰竭治疗常用药效果的评估

1.应用洋地黄类药评估要点

（1）用药剂量、用药方法（静脉注射、口服）的评估与记录。

（2）心率、心律的评估：有无心律失常（心率的快慢、强弱；节律是否规整）。

（3）有无洋地黄类药物中毒的表现。①患者主诉：有无食欲缺乏、恶心、呕吐、腹泻、腹痛。②有无心律的变化：心律突然转变，是诊断洋地黄中毒的重要依据。如心率突然显著减慢或加速，由规则转为有特殊规律的不规则，或由不规则转为规则，均应引起重视。洋地黄引起的不同程度的窦房和房室传导阻滞，应用洋地黄过程中出现室上性心动过速伴房室传导阻滞是洋地黄中毒的特征性表现。③有无神经系统表现：有无头痛、失眠、忧郁、眩晕，甚至神志错乱。④有无视觉改变：患者有无出现黄视或绿视及复视。

2.应用利尿剂评估要点

（1）准确记录患者出入量（尤其是每24小时尿量）：大量利尿可引起血容量过度降低，心排血量下降，血尿素氮增高。患者皮肤弹性减低，出现直立性低血压和少尿。

（2）血生化检查的结果：长期使用噻嗪类利尿剂有可能导致水、电解质紊乱，产生低钠、低氯和低钾血症。

3.应用血管扩张药的评估要点

（1）患者自觉症状：有无面部潮红及头痛症状。

（2）有无低血压：应用血管扩张剂治疗过程中，患者常常出现一过性的低血压，同时伴有恶心、呕吐、出汗，心悸等症状，所以要严密观察患者血压的变化。

（3）有无心动过速：因药物扩张血管后引起反射性交感神经兴奋所致。

### 三、主要护理诊断/问题

#### (一)气体交换受阻

气体交换受阻与左心衰竭致肺淤血有关。

#### (二)体液过多

体液过多与右心衰竭致体循环淤血、水钠潴留、低蛋白血症有关。

### (三)活动无耐力

活动无耐力与心排血量减少有关。

### (四)潜在并发症

洋地黄中毒、电解质紊乱、低血压。

## 四、主要护理措施

### (一)适当休息

休息是减轻心脏负担的重要方法,可使机体耗氧明显减少,使肾供血增加,有利于水肿的减退。除午睡外,下午宜增加数小时卧床休息。急性期和重症心力衰竭时应卧床休息,待心功能好转后应下床做轻微的活动,如果出现脉搏>110 次/分,或比休息时加快 20 次/分,有心慌、气急、心绞痛发作或异搏感时,应停止活动并休息。

### (二)合理饮食

饮食在心功能不全的康复中非常重要,应给予低钠、低热量、清淡易消化,足量维生素的饮食,还应少食多餐,因饱餐可诱发或加重心力衰竭。

### (三)用药护理

应严格按医嘱用药,并注意观察常用药的毒副作用,发现问题及时处理,控制输液速度等。

### (四)心理护理

多关心体贴患者,使患者保持良好的情绪,因为过分紧张往往更易诱发急性心力衰竭。

### (五)皮肤护理

慢性心力衰竭患者常被迫采取右侧卧位,加之身体部位水肿,所以应加强右侧骨隆突处皮肤的护理,可为患者定时翻身、绝不按摩、防止皮肤擦伤,预防褥疮。

### (六)健康教育

1.饮食指导

饮食宜低盐(通常饮食中含盐量≤2.5 g/d)、清淡、富营养的饮食,多吃含钾丰富的食物(橙子、香蕉、西红柿、菠菜等)。

**2.用药原则**

按时、正确服用相关药物,让患者了解常用药物不良反应及自我观察要点。

**3.预防感染的措施**

注意保暖,防止受凉,尤其是要避免呼吸道感染。

**4.适当活动计划**

制订个体化的活动计划,注意休息,避免过度劳累。

**5.自我观察**

教会患者出院后的某些重要指标的自我监测,如血压、心率、体重监测(同一时间称体重,穿同样的衣服)、尿量监测、下肢水肿的监测并正确记录。

**6.就诊的指标**

告诉患者如果出现下列任何一种情况,请速到医院就诊。

(1)劳累后、特别是平卧时感到呼吸困难。

(2)夜间睡眠中突然憋醒。

(3)频繁的咳嗽。

(4)面部、腹部、脚部肿胀。

(5)体重在短期内明显增加(2 天内增加 1.4 kg 或 1 周增加 1.4～2.3 kg)。

(6)或有其他相关不舒服的症状。

# 第五章 普外科护理

## 第一节 胃十二指肠损伤

### 一、概述

由于有肋弓保护且活动度较大,柔韧性较好,壁厚,钝挫伤时胃很少受累,只有胃膨胀时偶有发生胃损伤。上腹或下胸部的穿透伤则常导致胃损伤,多伴有肝、脾、横膈及胰等损伤。胃镜检查及吞入锐利异物或吞入酸、碱等腐蚀性毒物也可引起穿孔,但很少见。十二指肠损伤是由于上中腹部受到间接暴力或锐器的直接刺伤而引起的,缺乏典型的腹膜炎症状和体征,术前诊断困难,漏诊率高,多伴有腹部脏器合并伤,病死率高,术后并发症多,肠瘘发生率高。

### 二、护理评估

#### (一)健康史

详细询问患者、现场目击者或陪同人员,以了解受伤的时间地点、环境,受伤的原因,外力的特点、大小和作用方向,坠跌高度;了解受伤前后饮食及排便情况,受伤时的体位,有无防御,伤后意识状态、症状、急救措施、运送方式,既往疾病及手术史。

#### (二)临床表现

(1)胃损伤若未波及胃壁全层,可无明显症状。若全层破裂,由于胃酸有很强的化学刺激性,可立即出现剧痛及腹膜刺激征。当破裂口接近贲门或食管时,可因空气进入纵隔而呈胸壁下气肿。较大的穿透性胃损伤时,可自腹壁流出食物残渣、胆汁和气体。

(2)十二指肠破裂后,因有胃液、胆汁及胰液进入腹腔,早期即可发生急性弥漫性腹膜炎,有剧烈的刀割样持续性腹痛伴恶心、呕吐,腹部检查可见有板状腹、腹膜刺激征症状。

### (三)辅助检查

(1)疑有胃损伤者,应置胃管,若自胃内吸出血性液或血性物者可确诊。

(2)腹腔穿刺术和腹腔灌洗术:腹腔穿刺抽出不凝血液、胆汁,灌洗吸出10 mL以上肉眼可辨的血性液体,即为阳性结果。

(3)X线检查:腹部 X 线片可显示腹膜后组织积气、肾脏轮廓清晰、腰大肌阴影模糊不清等有助于腹膜后十二指肠损伤的诊断。

(4)CT 检查:可显示少量的腹膜后积气和渗至肠外的造影剂。

### (四)治疗原则

抗休克和及时、正确的手术处理是治疗的两大关键。

### (五)心理、社会因素

胃十二指肠外伤性损伤多数在意外情况下发生,患者出现突发外伤后易出现紧张、痛苦、悲哀、恐惧等心理变化,担心手术成功及疾病预后。

## 三、护理问题

### (一)疼痛

疼痛与胃肠破裂、腹水、腹膜刺激征有关。

### (二)组织灌注量不足

组织灌注量不足与大量失血、失液,严重创伤,有效循环血量减少有关。

### (三)焦虑、恐惧

焦虑、恐惧与经历意外及担心预后有关。

### (四)潜在并发症

出血、感染、肠瘘、低血容量性休克。

## 四、护理目标

(1)患者疼痛减轻。

(2)患者血容量得以维持,各器官血供正常、功能完整。

(3)患者焦虑或恐惧减轻或消失。

(4)护士密切观察病情变化,如发现异常,及时报告医师,并配合处理。

### 五、护理措施

#### (一)一般护理

**1.预防低血容量性休克**

吸氧、保暖、建立静脉通道,遵医嘱输入温热生理盐水或乳酸盐林格液,抽血查全血细胞计数、血型和交叉配血。

**2.密切观察病情变化**

每15～30分钟应评估患者情况。评估内容包括意识状态、生命体征、肠鸣音、尿量、氧饱和度、有无呕吐、肌紧张和反跳痛等。观察胃管内引流物颜色、性质及量,若引流出血性液体,提示有胃、十二指肠破裂的可能。

**3.术前准备**

胃、十二指肠破裂大多需要手术处理,故患者入院后,在抢救休克的同时,尽快完成术前准备工作,如备皮、备血、插胃管及留置导尿管、做好抗生素皮试等,一旦需要,可立即实施手术。

#### (二)心理护理

评估患者对损伤的情绪反应,鼓励他们说出自己内心的感受,帮助建立积极有效的应对措施。向患者介绍有关病情、损伤程度、手术方式及疾病预后,鼓励患者,告诉患者良好的心态、积极的配合有利于疾病早日康复。

#### (三)术后护理

**1.体位**

患者意识清楚、病情平稳,给予半坐卧位,有利于引流及呼吸。

**2.禁食、胃肠减压**

观察胃管内引流液颜色、性质及量,若引流出血性液体,提示有胃、十二指肠再出血的可能。十二指肠创口缝合后,胃肠减压管置于十二指肠腔内,使胃液、肠液、胰液得到充分引流,一定要妥善固定,避免脱出。一旦脱出,要在医师的指导下重新置管。

**3.严密监测生命体征**

术后15～30分钟监测生命体征直至患者病情平稳。注意肾功能的改变,胃十二指肠损伤后,特别有出血性休克时,肾脏会受到一定的损害,尤其是严重腹部外伤伴有重度休克者,有发生急性肾功能障碍的危险,所以,术后应密切注意尿量,争取保持每小时尿量在 50 mL 以上。

**4.补液和营养支持**

根据医嘱,合理补充水、电解质和维生素,必要时输新鲜血、血浆,维持水、电解质、酸碱平衡。给予肠内、外营养支持,促进合成代谢,提高机体防御能力。继续应用有效抗生素,控制腹腔内感染。

**5.术后并发症的观察和护理**

(1)出血:如胃管内 24 小时内引流出新鲜血液＞300 mL,提示吻合口出血,要立即配合医师给予胃管内注入凝血酶粉、冰盐水洗胃等止血措施。

(2)肠瘘:患者术后持续低热或高热不退,腹腔引流管中引流出黄绿色或褐色渣样物,有恶臭或引流出大量气体,提示肠瘘发生,要配合医师进行腹腔双套管冲洗,并做好相应护理。

**(四)健康教育**

(1)讲解术后饮食注意事项,当患者胃肠功能恢复,一般 3 天后开始恢复饮食,由流质逐步恢复至半流质、普食,进食高蛋白、高能量、易消化饮食,增强抵抗力,促进愈合。

(2)行全胃切除或胃大部分切除术的患者,因胃肠吸收功能下降,要及时补充微量元素和维生素等营养素,预防贫血、腹泻等并发症。

(3)避免工作过于劳累,注意劳逸结合。讲明饮酒、抽烟对胃、十二指肠疾病的危害性。

(4)避免长期大量服用非甾体抗感染药,如布洛芬等,以免引起胃肠道黏膜损伤。

# 第二节　小肠破裂

## 一、概述

小肠是消化管中最长的一段肌性管道,也是消化与吸收营养物质的重要场所。人类小肠全长 3～9 m,平均 5～7 m,个体差异很大。其分为十二指肠、空肠和回肠三部分,十二指肠属上消化道,空肠及其以下肠段属下消化道。

各种外力的作用所致的小肠穿孔称为小肠破裂。小肠破裂在战时和平时均较常见,多见于交通事故、工矿事故、生活事故如坠落、挤压、刀伤和火器伤。小肠可因穿透性与闭合性损伤造成肠管破裂或肠系膜撕裂。小肠占满整个腹部，又无骨骼保护，因此易于受到损伤。由于小肠壁厚，血运丰富，故无论是穿孔修补或肠段切除吻合术，其成功率均较高，发生肠瘘的机会少。

## 二、护理评估

### (一)健康史

了解患者腹部损伤的时间、地点及致伤源、伤情、就诊前的急救措施、受伤至就诊之间的病情变化，如果患者神志不清，应询问目击人员。

### (二)临床表现

小肠破裂后在早期即产生明显的腹膜炎的体征，这是因为肠管破裂肠内容物溢出至腹腔所致。症状以腹痛为主，程度轻重不同，可伴有恶心及呕吐，腹部检查肠鸣音消失，腹膜刺激征明显。

小肠损伤初期一般均有轻重不等的休克症状，休克的深度除与损伤程度有关外，主要取决于内出血的多少，表现为面色苍白、烦躁不安、脉搏细速、血压下降、皮肤发冷等。若为多发性小肠损伤或肠系膜撕裂大出血，可迅速发生休克并进行性恶化。

### (三)辅助检查

1.实验室检查

白细胞计数升高说明腹腔炎症；血红蛋白含量取决于内出血的程度，内出血少时变化不大。

2.X线检查

X线透视或摄片，检查有无气腹与肠麻痹的征象，因为一般情况下小肠内气体很少，且损伤后伤口很快被封闭，不但膈下游离气体少见，且使一部分患者早期症状隐匿。因此，阳性气腹有诊断价值，但阴性结果也不能排除小肠破裂。

3.腹部B超检查

对小肠及肠系膜血肿、腹水均有重要的诊断价值。

4.CT或磁共振检查

对小肠损伤有一定诊断价值，而且可对其他脏器进行检查，有时可能发现一些未曾预料的损伤，有助于减少漏诊。

5.腹腔穿刺

有混浊的液体或胆汁色的液体，说明肠破裂，穿刺液中白细胞、淀粉酶含量均升高。

**(四)治疗原则**

小肠破裂一旦确诊,应立即进行手术治疗。手术方式以简单修补为主。肠管损伤严重时,则应做部分小肠切除吻合术。

**(五)心理、社会因素**

小肠损伤大多在意外情况下突然发生,加之伤口、出血及内脏脱出的视觉刺激和对预后的担忧,患者多表现为紧张、焦虑、恐惧。应了解其患病后的心理反应,对本病的认知程度和心理承受能力,家属及亲友对其支持情况、经济承受能力等。

### 三、护理问题

**(一)有体液不足的危险**

有体液不足的危险与创伤致腹腔内出血、体液过量丢失、渗出及呕吐有关。

**(二)焦虑、恐惧**

焦虑、恐惧与意外创伤的刺激、疼痛、出血、内脏脱出的视觉刺激及担心疾病的预后等有关。

**(三)体温过高**

体温过高与腹腔内感染毒素吸收和伤口感染等因素有关。

**(四)疼痛**

疼痛与小肠破裂或手术有关。

**(五)潜在并发症**

腹腔感染、肠瘘、失血性休克。

**(六)营养失调**

营养失调低于机体需要量与消化道的吸收面积减少有关。

### 四、护理目标

(1)患者体液平衡得到维持,生命体征稳定。

(2)患者情绪稳定,焦虑或恐惧减轻,主动配合医护工作。

(3)患者体温维持正常。

(4)患者主诉疼痛有所缓解。

(5)护士密切观察病情变化,如发现异常,及时报告医师,并配合处理。

(6)患者体重不下降。

## 五、护理措施

### (一)一般护理

#### 1.伤口处理

对开放性腹部损伤者,妥善处理伤口,及时止血和包扎固定。若有肠管脱出,可用消毒或清洁器皿覆盖保护后再包扎,以免肠管受压、缺血而坏死。

#### 2.病情观察

密切观察生命体征的变化,每15分钟测定脉搏、呼吸、血压一次。重视患者的主诉,若主诉心慌、脉快、出冷汗等,及时报告医师。不注射止痛药(诊断明确者除外),以免掩盖伤情。不随意搬动伤者,以免加重病情。

#### 3.腹部检查

每30分钟检查一次腹部体征,注意腹膜刺激征的程度和范围变化。

#### 4.禁食和灌肠

禁食和灌肠可避免肠内容物进一步溢出,造成腹腔感染或加重病情。

#### 5.补充液体和营养

注意纠正水、电解质及酸碱平衡失调,保证输液通畅,对伴有休克或重症腹膜炎的患者可进行中心静脉补液,这不仅可以保证及时大量的液体输入,而且有利于中心静脉压的监测,根据患者具体情况,适量补给全血、血浆或人血清蛋白,尽可能补给足够的热量和蛋白质、氨基酸及维生素等。

### (二)心理护理

关心患者,加强交流,讲解相关病情、治疗方式及预后,使患者了解自己的病情,消除患者的焦虑和恐惧,保持良好的心理状态,并与其一起制订合适的应对机制,鼓励患者,增加治疗的信心。

### (三)术后护理

#### 1.妥善安置患者

麻醉清醒后取半卧位,有利于腹腔炎症的局限,改善呼吸状态。了解手术的过程,查看手术的部位,对引流管、输液管、胃管及氧气管等进行妥善固定,做好护理记录。

#### 2.监测病情

观察患者血压、脉搏、呼吸、体温的变化。注意腹部体征的变化。适当应用止痛药,减轻患者的不适。若切口疼痛明显,应检查切口,排除感染。

3.引流管的护理

腹腔引流管保持通畅,准确记录引流液的性状及量。腹腔引流液应为少量血性液,若为绿色或褐色渣样物,应警惕腹腔内感染或肠瘘的发生。

4.饮食

继续禁食、胃肠减压,待肠功能逐渐恢复、肛门排气后,方可拔除胃肠减压管。拔除胃管当天可进清流质饮食,第2天进流质饮食,第3天进半流质饮食,逐渐过渡到普食。

5.营养支持

维持水、电解质和酸碱平衡,增加营养。维生素主要是在小肠被吸收,小肠部分切除后,要及时补充维生素C、维生素D、维生素K和复合维生素B等维生素,以及微量元素钙、镁等,可经静脉、肌内注射或口服进行补充,预防贫血,促进伤口愈合。

**(四)健康教育**

(1)注意饮食卫生,避免暴饮暴食,进易消化食物,少食刺激性食物,避免腹部受凉和饭后剧烈活动,保持排便通畅。

(2)注意适当休息,加强锻炼,增加营养,特别是回肠切除的患者要长期定时补充维生素 $B_{12}$ 等营养素。

(3)定期门诊随访。若有腹痛、腹胀、停止排便及伤口红、肿、热、痛等不适,应及时就诊。

(4)加强社会宣传,增进劳动保护、安全生产、安全行车、遵守交通规则等知识,避免损伤等意外的发生。

(5)普及各种急救知识,在发生意外损伤时,能进行简单的自救或急救。

(6)无论腹部损伤的轻重,都应经专业医务人员检查,以免贻误诊治。

# 第三节 肠 套 叠

肠套叠是指肠的一段套入其相连的肠管腔内,并导致肠内容物通过障碍。以小儿最多见,其中以2岁以下者居多。肠套叠占肠梗阻的15%~20%。

## 一、病因与发病机制

有原发性和继发性两类。原发性肠套叠绝大部分发生于婴幼儿,主要由于肠蠕动节律紊乱,而肠蠕动节律的失调可能由于食物性质的改变所致。继发性肠套叠多见于成年人,肠腔内或肠壁部器质性病变使肠蠕动节律失调,近段肠管的强力蠕动将病变连同肠管同时送入远段肠管中。病因与发病机制,目前还不完全清楚。关于肠套叠的促发因素,大多数认为是肠蠕动的正常节律发生紊乱所致,这些因素包括肠炎、腹泻、高热、季节性、添加辅食、受凉、肥胖等,病毒感染和肠套叠的发生也有一定的关系。

根据套入肠与被套肠部位,肠套叠分为以下几种。①回盲型:回盲瓣是肠套叠头部,带领回肠末端进入升结肠,盲肠、阑尾也随着翻入结肠内,此型最常见,占总数的 50%~60%;②回结型:回肠从距回盲瓣几厘米处起,套入回肠最末端,穿过回盲瓣进入结肠,约占 30%;③回回结型:回肠先套入远端回肠内,然后整个再套入结肠内约占 10%;④小肠型:小肠套入小肠,少见;⑤结肠型:结肠套入结肠,少见;⑥多发型:回结肠套叠和小肠套叠合并存在,肠套叠多为顺行性套叠与肠蠕动方向一致。套入部随着肠蠕动不断继续前进,该段肠管及其肠系膜也一并套入鞘内,颈部束紧不能自动退出,由于鞘层肠管持续痉挛,致使套入部肠管发生循环障碍,初期静脉回流受阻,组织充血水肿,静脉曲张,黏膜回流障碍加重,使动脉受累,供血不足,导致肠壁坏死并出现全身中毒症状,严重者可并发肠穿孔和腹膜炎。

## 二、临床表现

肠套叠的四大典型症状是腹痛、呕吐、血便及腹部肿块。表现为突然发作剧烈的阵发性腹痛,患儿阵发哭闹不安,有安静如常的间歇期,伴有呕吐和果酱样血便。血便多见于病后 6~12 小时出现,是本病特征之一;常为暗红色果酱样便,也可为新鲜血便或血水,一般无臭味;腹部肿块是具有重要诊断意义的腹部体征,腹部触诊常可扪及腊肠形、表面光滑、稍可活动、具有压痛的肿块,常位于脐右上方,而右下腹扣诊有空虚感。随着病程的进展逐步出现腹胀等肠梗阻症状。钡剂胃肠道造影对诊断肠套叠有较高的准确率。慢性复发性肠套叠多见于成人,其发生原因常与肠息肉、肿瘤、憩室等病变有关。多呈不完全梗阻,故症状较轻,可表现为阵发性腹痛发作,而发生便血的不多见。由于套叠常可自行复位,所以发作过后检查可为阴性。

### 三、辅助检查

#### (一)影像学检查

**1.X 线检查肠梗阻征象**

腹部 X 线检查有肠管充气和液平面等急性肠梗阻表现,空气或钡剂灌肠造影有助于回盲部套叠的诊断,可看到空气或钡剂至套入部肠管的远端顶端即受阻,呈"杯口"状影像为其特点。

**2.B 超检查**

显示肠套叠包块。

婴幼儿肠套叠有典型症状者一般诊断不困难,临床上有阵发腹痛、呕吐、便血及肿块四者存在即可确诊。对只有阵发性腹痛和呕吐的肠套叠早期,尚未出现血便,或晚期由于腹胀明显触不清肿块的病例,应做直肠指检,并进行空气或钡剂灌肠 X 线检查,可及时作出正确诊断。结肠注气或钡剂 X 线检查是一种简便安全而可靠的诊断方法,不但可以及时作出正确诊断,同时也是较好的治疗措施。

**3.CT 检查**

可协助诊断。

#### (二)实验室检查

**1.血常规**

肠套叠患者出现脱水、血液浓缩时可出现血红蛋白、血细胞比容及尿比重升高。多有白细胞计数和中性粒细胞比例的升高。

**2.血生化检查**

血清电解质、血尿氮素及肌酐检查出现异常或紊乱。

**3.其他**

呕吐物和粪便检查见大量红细胞或大便潜血试验阳性时提示肠管有血运障碍。

### 四、治疗要点

#### (一)非手术疗法

凡是病程在 48 小时内的原发性肠套叠,患儿全身情况良好,无明显脱水,无明显腹胀者均可以灌肠疗法治疗。一般应用空气、氧气或钡剂灌肠,不仅是诊断方法,也是一种有效的治疗方法,一般空气压力先用 8.0 kPa(60 mmHg),经肛管注入结肠内,在 X 线透视下明确诊断后,继续注气加压至 10.7 kPa(80 mmHg)左右,直至套叠复位。为提高灌肠复位的疗效,有时可事先给阿托品或苯巴比妥钠、水合氯醛等镇静剂,使患儿安睡。已有脱水者应先输液改善一般情况后再行灌肠。

### (二)手术疗法

如果套叠不能复位,或病期已超过 48 小时,或灌肠复位后出现腹膜刺激征及全身情况恶化,都应行手术治疗。术前应纠正脱水或休克,术中若无坏死,可轻柔地挤压复位;如果肠壁损伤严重或已有肠坏死者,可行肠段切除吻合术;如果患儿全身情况严重,可将坏死肠管切除后两段外置造口,以后再行二期肠吻合术。成人肠套叠多有引起套叠的病理因素,一般主张手术。

## 五、护理评估

### (一)术前评估

**1.健康史和相关因素**

了解患者的一般情况,发病前有无体位及饮食不当、饱餐后剧烈活动等诱因;腹痛、腹胀、呕吐、果酱样血便等症状的初发时间、程度、是否进行加重;呕吐物、排泄物的量及性状。既往有无腹部手术史及外伤史、各种慢性肠道疾病史及个人卫生史等。

**2.身体状况**

(1)局部:评估腹部是否对称、胀满,是否见肠型,有无腹部压痛、程度,有无腹膜刺激征及程度和范围。

(2)全身:有无出现脱水或休克的征象:包括生命体征,呕吐、血便的开始时间、次数、颜色、性状、量,腹部情况;评估脱水程度和性质,有无低钾血症和代谢性酸中毒症状;检查肛周皮肤有无红肿、糜烂、破溃。

(3)辅助检查:了解影像学检查,实验室检查结果及意义。

**3.心理-社会状况**

评估患者的心理状况/婴儿的须评估家长的心理反应及认知程度、文化程度、饮食及护理知识等,是否了解围术期的相关知识。了解患者的家庭经济、社会支持情况等。

### (二)术后评估

评估患者有无发生再次发作、肠穿孔及腹腔内感染等并发症。

## 六、护理诊断

### (一)体液不足

体液不足与呕吐、血便及肠道功能紊乱有关。

### (二)疼痛

疼痛与肠蠕动增强或肠壁缺血有关。

### (三)有皮肤完整性受损的危险

有皮肤完整性受损的危险与大便刺激臀部皮肤有关。

### (四)潜在并发症

腹腔感染、肠穿孔、肠粘连。

### (五)知识缺乏

成人患者及婴儿家长缺乏饮食相关知识及相关的疾病护理知识。

## 七、护理措施

### (一)维持体液平衡

(1)严格控制输液并准确记录出入量,根据患者的脱水情况及有关的实验室检查结果指标合理安排输液计划,补液期间严密观察病情变化、准确记录出入量。

(2)记录患儿皮肤弹性、前囟及眼眶有无凹陷、末梢循环及尿量等;观察生命体征变化,定期测量,必要时使用心电监护;准确记录 24 小时出入量,同时注意呕吐物、大便、尿液的性质、量及颜色;监测血清电解质。

### (二)有效缓解疼痛

(1)禁食、胃肠减压:清除肠腔内积气、积液,有效缓解腹胀、腹痛。胃肠减压期间应注意保持有效负压吸引通畅,密切观察并记录引流液的性状、量及颜色,注意观察腹痛性质、程度、持续时间、发作规律及伴随症状和诱发因素。术前要严格胃肠道准备,按要求禁食、禁饮.

(2)应用解痉剂:在诊断明确后可以遵医嘱适当使用解痉剂,患儿术后取半坐卧位,尽量避免剧烈哭闹,必要时可使用镇静剂。

(3)待肠道功能恢复、肛门排便排气后方可进食,循序渐进,避免产气、腹胀食物,如牛奶、白糖水等。腹胀明显者可行肛管排气。

### (三)维持皮肤完整性(尿布皮炎的护理)

选用吸水性强的、柔软布质或纸质尿布,避免使用不透气塑料布或橡皮布;尿布湿了及时更换,每次便后用温水清洗臀部并擦干,以保持皮肤清洁、干燥;局部皮肤发红处涂 5% 鞣酸软膏或 40% 氧化锌油并按摩片刻或使用 3M 皮肤保护膜,促进局部血液循环;若皮肤已经破溃,可用皮肤保护粉外涂,促进愈合;也可采用暴露法,臀下仅垫尿布,不加包扎,使臀部皮肤暴露于空气中或阳光下;局部皮肤溃疡也可用灯光照射,每次照射 20～30 分钟,每天 3 次,使局部皮肤蒸发干燥。照射时护士必须坚持守护患者,避免烫伤,照射后需要局部涂膏油。

### (四)并发症及护理

(1)避免感染:注意观察患者的生命体征,有无腹膜炎,有高热者要及时处理,有切口的必须要按时换药,严格无菌技术操作。

(2)肠穿孔:观察术后患者腹痛、呕吐、血便及腹部包块症状是否改善,肛门恢复排便排气的时间等,如果患者出现高热不退,同时出现局部或弥漫性腹膜炎的表现,应警惕腹腔感染及肠穿孔的可能,应及时通知医师。

(3)肠粘连:肠套叠导致肠坏死,肠坏死切除术后患者若护理不当,仍可能发生肠粘连,应术后早期活动,以促进肠蠕动恢复,预防肠粘连。

## 八、护理评价

(1)患者腹痛、呕吐、血便及腹部肿块有无缓解,生命体征是否平稳,水、电解质是否平衡。

(2)患者腹痛症状是否减轻,舒适度是否改善。

(3)患者生命体征是否维持在正常范围。

(4)患者有无发生腹腔感染、肠穿孔、肠粘连等并发症,若发生,是否得到及时发现及处理。

(5)患者及其家属是否都能了解相关疾病知识并理解和积极配合治疗。

## 九、健康教育

(1)应避免腹泻,尤其是秋季腹泻,家长应高度警惕此病的发生。

(2)平时要注意科学喂养,不要过饥过饱、随意更换食品,添加辅食要循序渐进,不要操之过急。

(3)要注意天气变化,随时增减衣服,避免各种容易诱发肠蠕动紊乱的不良因素。

（4）如果一个健康的婴儿突然出现不明原因的阵发性哭闹、面色苍白、出冷汗、呕吐、大便带血，精神不振时，应想到是否有可能为肠套叠，要立即送医院治疗。

（5）临床上四大最主要症状为腹痛、呕吐、果酱样血便及腹部肿块。

（6）当肠道前后相套，造成部分阻塞时，婴儿就开始产生阵发性腹部绞痛，明显躁动不安、双腿屈曲、阵发性啼哭，并常合并呕吐，阵发性疼痛过后，婴儿显得倦怠、苍白及出冷汗。

# 第六章 妇科护理

## 第一节 功能失调性子宫出血

功能失调性子宫出血(dysfunctional uterine bleeding,DUB)简称功血,为妇科常见病。它是由于调节生殖系统的神经内分泌机制失常引起的异常子宫出血,而全身及内、外生殖器官无器质性病变存在。常表现为月经周期长短不一、经期延长、经量过多或不规则阴道出血。功血可分为排卵性功血和无排卵性功血两类,约85%患者属无排卵性功血。功血可发生于月经初潮至绝经期间的任何年龄,约50%患者发生于绝经前期,育龄期约占30%,青春期约占20%。

### 一、护理评估

#### (一)健康史

1.无排卵性功血

(1)青春期:与下丘脑-垂体-卵巢轴调节功能未健全有关,过度劳累、精神紧张、恐惧、忧伤、环境和气候改变等应激刺激,以及肥胖、营养不良等因素易导致下丘脑-垂体-卵巢轴调节功能紊乱,卵巢不能排卵。

(2)绝经过渡期:因卵巢功能衰退,卵巢对促性腺激素敏感性降低,卵泡在发育过程中因退行性变而不能排卵。

(3)生育期:可因内、外环境改变,如劳累、应激、流产、手术或疾病等引起短暂无排卵。也可因肥胖、多囊卵巢综合征、高催乳素血症等因素长期存在,引起持续无排卵。

2.排卵性功血

黄体功能不足原因在于神经内分泌调节功能紊乱,导致卵泡期卵泡刺激素

(FSH)缺乏,卵泡发育缓慢,雌激素分泌减少,正反馈作用不足,黄体生成素(LH)峰值不高,使黄体发育不全、功能不足。子宫内膜不规则脱落者,由于下丘脑-垂体-卵巢轴调节功能紊乱或黄体机制异常引起萎缩过程延长。

评估时注意了解患者的发病年龄、月经史、婚育史及发病诱因,有无性激素治疗不当及全身性出血性疾病史。

### (二)身体状况

1.月经紊乱

(1)无排卵性功血:最常见的症状是子宫不规则性出血,特点是月经周期紊乱,经期长短不一,经量多少不定。可先有数周或数月停经,然后阴道流血,量较多,持续 2～3 周或更长时间,不易自止,无腹痛或其他不适。

(2)排卵性功血:黄体功能不足者月经周期缩短,月经频发(月经周期短于 21 天),不易受孕或怀孕早期易流产;子宫内膜不规则脱落者月经周期正常,但经期延长,长达 9～10 天,多发生于产后或流产后。

2.贫血

因出血多或时间长,患者出现头晕、乏力、面色苍白等贫血征象。

3.体格检查

体格检查包括全身检查和妇科检查,排除全身性疾病及生殖器官器质性病变。

### (三)心理-社会状况

青春期患者常因害羞而影响及时诊治,生育期患者担心影响生育而焦虑,围绝经期患者因治疗效果不佳或怀疑为恶性肿瘤而焦虑、紧张、恐惧。

### (四)辅助检查

1.诊断性刮宫

诊断性刮宫可了解子宫内膜反应、子宫内膜病变,达到止血的目的。不规则流血者可随时刮宫,用以止血。确定有无排卵或黄体功能,于月经前一天或者月经来潮 6 小时内做诊断性刮宫,无排卵性功血的子宫内膜呈增生期改变,黄体功能不足显示子宫内膜分泌不良。子宫内膜不规则脱落,于月经周期第 5～6 天进行诊断性刮宫,增生期与分泌期子宫内膜共存。

2.B超检查

了解子宫内膜厚度及生殖器官有无器质性改变。

3.血常规及凝血功能检查

了解有无贫血、感染及凝血功能障碍。

4.宫腔镜检查

直接观察子宫内膜,选择病变区进行活组织检查。

5.卵巢功能检查

判断卵巢有无排卵或黄体功能。

**(五)处理要点**

1.无排卵性功血

青春期和生育期患者以止血、调整周期、促排卵为原则。围绝经期患者以止血、防止子宫内膜癌变为原则。

2.排卵性功血

黄体功能不足的治疗原则是促进卵泡发育,刺激黄体功能及黄体功能替代,分别应用氯米芬、人绒毛膜促性腺激素(HCG)和黄体酮;子宫内膜不规则脱落的治疗原则是促使黄体及时萎缩,子宫内膜及时完整脱落,常用药物有孕激素和 HCG。

## 二、护理问题

**(一)潜在并发症**

贫血。

**(二)知识缺乏**

缺乏性激素治疗的知识。

**(三)有感染的危险**

有感染的危险与经期延长、机体抵抗力下降有关。

**(四)焦虑**

焦虑与性激素使用及药物不良反应有关。

## 三、护理措施

**(一)一般护理**

患者体质往往较差,应加强营养,改善全身情况,可补充铁剂、维生素 C 和蛋白质。成人体内大约每 100 mL 血中含 50 mg 铁,行经期妇女,每天从食物中吸收铁 0.7～2.0 mg,经量多者应额外补充铁。向患者推荐含铁较多的食物如猪肝、胡萝卜、葡萄干等。按照患者的饮食习惯,为患者制订适合于个人的饮食计划,保证患者获得足够的营养。

### (二)病情观察

观察并记录患者的生命体征、出量及入量,嘱患者保留出血期间使用的会阴垫及内裤,以便更准确地估计出血量,出血较多者,督促其卧床休息,避免过度疲劳和剧烈活动,贫血严重者,遵医嘱做好配血、输血、止血措施,执行治疗方案,维持患者正常血容量。

### (三)对症护理

**1.无排卵性功血**

(1)止血:对大量出血患者,要求在性激素治疗 8 小时内见效,24～48 小时出血基本停止,若 96 小时以上仍不止血者,应考虑有器质性病变存在。

性激素止血:①雌激素:应用大剂量雌激素可迅速提高血内雌激素浓度,促使子宫内膜生长,短期内修复创面而止血,主要用于青春期功血。目前多选用妊马雌酮 2.5 mg 或己烯雌酚 1～2 mg。②孕激素:适用于体内已有一定水平雌激素的患者。常用药物如甲羟孕酮或炔诺酮,用药原则同雌激素。③雄激素:拮抗雌激素、增加子宫平滑肌及子宫血管张力而减少出血,主要用于围绝经期功血患者的辅助治疗,可随时停用。④联合用药:止血效果优于单一药物,可用三合激素或口服短效避孕药,血止后逐渐减量。

刮宫术:止血及排除子宫内膜癌变,适用于年龄＞35 岁、药物治疗无效或存在子宫内膜癌高危因素的患者。

其他止血药:卡巴克洛和酚磺乙胺可减少微血管的通透性,氨基己酸、氨甲苯酸、氨甲环酸等可抑制纤维蛋白溶酶,有减少出血量的辅助作用,但不能赖以止血。

(2)调整月经周期:一般连续用药 3 个周期。在此过程中务必积极纠正贫血,加强营养,以改善体质。①雌、孕激素序贯疗法:人工周期,通过模拟自然月经周期中卵巢的内分泌变化,将雌、孕激素序贯应用,使子宫内膜发生相应变化,引起周期性脱落。适用于青春期功血或生育期功血者,可诱发卵巢自然排卵。雌激素自月经来潮第 5 天开始用药,妊马雌酮 1.25 mg 或己烯雌酚 1 mg,每晚 1 次,连服 20 天,于服雌激素最后 10 天加用甲羟孕酮每天 10 mg,两药同时用完,停药后 3～7 天出血。于出血第 5 天重复用药,一般连续使用 3 个周期。用药 3 个周期后,患者常能自发排卵。②雌、孕激素联合疗法:可周期性口服短效避孕药,适用于生育期功血、内源性雌激素水平较高者或绝经过渡期功血者。③后半周期疗法:于月经周期的后半周期开始(撤药性出血的第 16 天)服用甲羟孕酮,每天10 mg,连服 10 天为 1 个周期,共 3 个周期为 1 个疗程。适用于青春期或绝经过渡期功血者。

(3)促排卵:适用于育龄期功血者。常用药物如氯米芬、人绒毛膜促性腺激素(HCG)等。于月经第5天开始每天口服氯米芬 50 mg,连续 5 天,以促进卵泡发育。B 超监测卵泡发育接近成熟时,可大剂量肌内注射 HCG 5 000 U 以诱发排卵。青春期不提倡使用。

(4)手术治疗:以刮宫术最常用,既能明确诊断,又能迅速止血。绝经过渡期出血患者激素治疗前宜常规刮宫,最好在子宫镜下行分段诊断性刮宫,以排除子宫内细微器质性病变。对青春期功血刮宫应持慎重态度。必要时行子宫次全切除或子宫切除术。

**2.排卵性功血**

(1)黄体功能不足:药物治疗如下。①黄体功能替代疗法:自排卵后开始每天肌内注射黄体酮 10 mg,共 10~14 天,用以补充黄体分泌孕酮的不足。②黄体功能刺激疗法:通常应用 HCG 以促进及支持黄体功能。于基础体温上升后开始,隔天肌内注射 HCG 1 000~2 000 U,共 5 次,可使血浆孕酮明显上升,随之正常月经周期恢复。③促进卵泡发育:于月经第 5 天开始,每晚口服氯米芬 50 mg,共 5 天。

(2)子宫内膜不规则脱落:药物治疗如下。①孕激素:自排卵后第 1~2 天或下次月经前10~14 天开始,每天口服甲羟孕酮 10 mg,连续 10 天,有生育要求可肌内注射黄体酮。②HCG:用法同黄体功能不足。

**3.性激素治疗的注意事项**

(1)严格遵医嘱正确用药,不得随意停服或漏服,以免使用不当引起子宫出血。

(2)药物减量必须按规定在血止后开始,每 3 天减量 1 次,每次减量不超过原剂量的 1/3,直至维持量,持续用至血止后 20 天停药。

(3)雌激素口服可能引起恶心、呕吐等胃肠道反应,可饭后或睡前服用;对存在血液高凝倾向或血栓性疾病史者禁忌使用。

(4)雄激素用量过大可能出现男性化不良反应。

**(四)预防感染**

(1)测体温、脉搏。

（2）指导患者保持会阴部清洁，出血期间禁止盆浴及性生活。

（3）注意有无腹痛等生殖器官感染征象。

（4）按医嘱使用抗生素。

**（五）心理护理**

注意情绪调节，避免过度紧张与精神刺激。特别是青春期少女，父母们不仅要关注女孩的学习状况与膳食状况，还要重视女孩的情绪变化，与其多沟通，了解其内心世界的变化，帮助其释放不良情绪，以使其保持相对稳定的精神-心理状态，避免情绪上的大起大落。

**（六）健康指导**

（1）宜清淡饮食，多食富含维生素 C 的新鲜瓜果、蔬菜。注意休息，保持心情舒畅。

（2）强调严格掌握雌激素的适应证，并合理使用，对更年期及绝经后妇女更应慎用，应用时间不宜过长，量不宜大，并应严密观察反应。

（3）月经期避免剧烈运动，禁止盆浴及性生活，保持会阴部清洁。

# 第二节　围绝经期综合征

绝经是每一个妇女生命过程中必然发生的生理过程。绝经提示卵巢功能衰退，生殖功能终止，绝经过渡期是指围绕绝经前、后的一段时期，包括从绝经前出现与绝经有关的内分泌、生理学和临床特征起，至最后一次月经后一年。

围绝经期综合征（menopausal syndrome，MPS）以往称为更年期综合征，是指妇女在绝经前、后由于卵巢功能衰退、雌激素水平波动或下降所致的以自主神经功能紊乱为主，伴有神经心理症状的一组症候群。多发生于 45～55 岁，约 2/3 的妇女出现不同程度的低雌激素血症引发的一系列症状。绝经分为自然绝经和人工绝经。自然绝经是指卵巢内卵泡生理性耗竭所致的绝经；人工绝经是指双侧卵巢经手术切除或受放射线损坏导致的绝经，后者更易发生围绝经期综合征。

## 一、护理评估

**（一）健康史**

了解患者的发病年龄、职业、文化水平及性格特征，询问月经情况及生育史，有无卵巢切除或盆腔肿瘤放疗,有无心血管疾病及其他疾病病史。

**(二)身体状况**

1.月经紊乱

半数以上妇女出现 2~8 年无排卵性月经,表现为月经频发、不规则子宫出血、月经稀发(月经周期超过 35 天)以至绝经,少数妇女可突然绝经。

2.雌激素下降相关征象

(1)血管舒缩症状:主要表现为潮热、出汗,是血管舒缩功能不稳定的表现,是围绝经期综合征最突出的特征性症状。潮热起自前胸,涌向头颈部,然后波及全身。在潮红的区域患者感到灼热,皮肤发红,紧接着大量出汗。持续数秒至数分钟不等。此种血管功能不稳定可历时 1 年,有时长达 5 年或更长。

(2)精神神经症状:常有焦虑、抑郁、激动、喜怒无常、脾气暴躁、记忆力下降、注意力不集中、失眠多梦等。

(3)泌尿生殖系统症状:出现阴道干燥、性交困难及老年性阴道炎,排尿困难、尿频、尿急、尿失禁及反复发作的尿路感染。

(4)心血管疾病:绝经后妇女冠状动脉粥样硬化性心脏病(简称冠心病)、高血压和脑出血的发病率及死亡率逐渐增加。

(5)骨质疏松症:绝经后妇女约有 25% 患骨质疏松症、腰酸背痛、腿抽搐、肌肉关节疼痛等。

3.体格检查

全身检查注意血压、精神状态、皮肤、毛发、乳腺改变及心脏功能,妇科检查注意生殖器官有无萎缩、炎症及张力性尿失禁。

**(三)心理-社会状况**

因家庭和社会环境的变化或绝经前曾有精神状态不稳定等,更易引起患者心情不畅、忧虑、多疑、孤独等。

**(四)辅助检查**

根据患者的具体情况不同,可选择血常规、尿常规、心电图及血脂检查、B超、宫颈刮片及诊断性刮宫等。

**(五)处理要点**

1.一般治疗

加强心理治疗及体育锻炼,补充钙剂,必要时选用镇静剂、谷维素。

**2.激素替代疗法**

补充雌激素是关键,可改善症状、提高生活质量。

## 二、护理问题

### (一)自我形象紊乱

自我形象紊乱与对疾病不正确认识及精神神经症状有关。

### (二)知识缺乏

缺乏性激素治疗相关知识。

## 三、护理措施

### (一)一般护理

改善饮食,摄入高蛋白质、高维生素、高钙饮食,必要时可补充钙剂,能延缓骨质疏松症的发生,达到抗衰老效果。

### (二)病情观察

(1)观察月经改变情况,注意经量、周期、经期有无异常。

(2)观察面部潮红时间和程度。

(3)观察血压波动、心悸、胸闷及情绪变化。

(4)观察骨质疏松症的影响,如关节酸痛、行动不便等。

(5)观察情绪变化,如情绪不稳定、易怒、易激动、多言多语、记忆力降低。

### (三)用药护理

指导应用性激素。

**1.适应证**

主要用于治疗雌激素缺乏所致的潮热多汗、精神症状、老年性阴道炎、尿路感染,预防存在高危因素的心血管疾病、骨质疏松症等。

**2.药物选择及用法**

在医师指导下使用,尽量选用天然性激素,剂量个体化,以最小有效量为佳。

**3.禁忌证**

原因不明的子宫出血、肝胆疾病、血栓性静脉炎及乳腺癌等。

**4.注意事项**

(1)雌激素剂量过大可引起乳腺胀痛、白带多、头痛、水肿、色素沉着、体重增加等,可酌情减量或改用雌三醇。

（2）用药期间可能发生异常子宫出血，多为突破性出血，但应排除子宫内膜癌。

（3）较长时间的口服用药可能影响肝功能，应定期复查肝功能。

（4）单一雌激素长期应用，可使子宫内膜癌危险性增加，雌、孕激素联合用药能够降低风险。坚持体育锻炼，多参加社会活动；定期健康体检，积极防治围绝经期妇女常见病。

**（四）心理护理**

使患者及其家属了解围绝经期是必然的生理过程，介绍减轻压力的方法，改变患者的认知、情绪和行为，使其正确评价自己。

**（五）健康指导**

（1）向围绝经期妇女及其家属介绍绝经是一个生理过程，绝经发生的原因及绝经前、后身体将发生的变化，帮助患者消除因绝经变化产生的恐惧心理，并对将发生的变化做好心理准备。

（2）介绍绝经前、后减轻症状的方法，适当的摄取钙质和维生素 D；坚持锻炼如散步、骑自行车等。合理安排工作，注意劳逸结合。

（3）定期普查，更年期妇女最好半年至一年进行 1 次体格检查，包括妇科检查和防癌检查，有选择地做内分泌检查。

（4）绝经前行双侧卵巢切除术者，宜适时补充雌激素。

# 第三节　外阴炎及阴道炎

**一、外阴炎**

外阴炎是妇科常见病，是外阴部的皮肤与黏膜的炎症，可发生于任何年龄，以生育期及绝经后妇女多见。

**（一）护理评估**

1.健康史

（1）病因评估：外阴炎主要指外阴部的皮肤与黏膜的炎症，以大、小阴唇为多见。由于外阴与尿道、肛门、阴道邻近且暴露，同时，阴道分泌物、月经血、产后的恶露、尿液、粪便的刺激、糖尿病患者的糖尿的长期浸渍,均可引起外阴不同程度的炎症,此外,穿化纤内裤、紧身内裤、使用卫生巾使局部透气性差等,均可诱发外阴部的炎症。

(2)病史评估:评估有无外阴炎的因素存在,有无糖尿病、阴道炎病史。

**2.身心状况**

(1)症状:外阴瘙痒、疼痛、红、肿、灼热,性交及排尿时加重。

(2)体征:局部充血、肿胀、糜烂,常有抓痕,严重者形成溃疡或湿疹。慢性炎症者,外阴局部皮肤或黏膜增厚、粗糙、皲裂等。

(3)心理-社会状况:了解病程,了解患者对症状的反应,有无烦躁、不安等心理。

**(二)护理诊断及合作性问题**

(1)皮肤或黏膜完整性受损:与皮肤黏膜炎症有关。

(2)舒适改变:与外阴瘙痒、疼痛、分泌物增多有关。

(3)焦虑:与性交障碍、行动不便有关。

**(三)护理目标**

(1)患者皮肤与黏膜完整。

(2)患者病情缓解或好转,舒适感增加。

(3)患者情绪稳定,积极配合治疗与护理。

**(四)护理措施**

**1.一般护理**

炎症期间宜进食清淡且富含营养的食物,禁食辛辣、刺激性食物。

**2.心理护理**

患者常出现烦躁不安、焦虑紧张,应帮助患者树立信心,减轻心理负担,坚持治疗,讲究患者常出现烦躁不安、焦虑紧张,应帮助患者树立信心,减轻心理负担,坚持治疗,讲究卫生。

**3.病情监护**

积极寻找病因,消除刺激原。

**4.治疗护理**

(1)治疗原则:去除病因,积极治疗原发病,如阴道炎、尿瘘、粪瘘、糖尿病等。

(2)治疗配合:保持外阴清洁干燥,局部使用约40 ℃的1∶5 000高锰酸钾溶液坐浴,每天2次,每次15～30分钟,5～10次为1个疗程。如有破溃,可涂抗生素软膏或紫草油,急性期可用物理治疗。

**(五)健康指导**

(1)卫生宣教,指导妇女穿棉质内裤,减少分泌物刺激,对公共场所,如游泳池、公共浴室等谨慎出入,注意经期、孕期、产期及流产后的生殖道清洁,防止感染。

(2)定期妇科检查,积极参与普查与普治。

(3)指导用药方法及注意事项。

(4)加强性道德教育,纠正不良性行为。

**(六)护理评价**

(1)患者诉说外阴瘙痒症状减轻,舒适感增加。

(2)患者焦虑缓解或消失,掌握了卫生保健常识,能养成良好卫生习惯。

## 二、前庭大腺炎

细菌侵入前庭大腺腺管内致腺管充血、水肿称为前庭大腺炎。

**(一)护理评估**

**1.健康史**

(1)病因评估:前庭大腺腺管开口位于小阴唇与处女膜之间,在性交、流产、分娩或其他情况污染外阴部时,病原体易侵入引起炎症,因此,以育龄妇女多见,主要病原体为葡萄球菌、链球菌、大肠埃希菌、淋病奈瑟菌及沙眼衣原体等。急性炎症发作时,细菌先侵犯腺管,腺管口因炎症肿胀阻塞,渗出物不能排出,积存而形成脓肿,称为前庭大腺脓肿(又称巴氏腺脓肿),多发于一侧。如急性炎症消退,腺管口粘连阻塞,分泌物不能外流,脓液转清,则形成前庭大腺囊肿,多为单侧,大小不等,可持续数年不增大。患者往往无自觉症状。

(2)病史评估:了解患者有无反复的外阴感染史及卫生习惯。

**2.身心状况**

(1)症状:初起时局部肿胀、疼痛、烧灼感,行走不便,可伴有大小便困难等。有时可出现发热等全身症状(表6-1)。

(2)体征:外阴部皮肤红肿、压痛明显。当脓肿形成时,疼痛加剧,并可触及波动感,脓肿直径可达5~6 cm。

(3)心理-社会状况:了解病程,了解患者对症状的反应,有无烦躁、不安等心理,患者常有因害羞或怕痛而未及时诊治的心理障碍。

表 6-1　前庭大腺炎临床类型及身体状况

| 临床类型 | 身体状况 |
| --- | --- |
| 急性期 | (1)大阴唇下 1/3 处疼痛、肿胀,严重时行走受限。检查局部可见皮肤红、肿、热、压痛<br>(2)脓肿形成时,可触及波动感,脓肿直径可达 5～6 cm,可自行破溃。如破口大,引流通畅,脓液流出后炎症消退;如破口小,引流欠佳,炎症持续不退或反复发作<br>(3)可出现全身不适、发热等全身症状 |
| 慢性期 | 慢性期囊肿形成,患者感到外阴部有坠胀感或性交不适。检查时局部可触及囊性肿物,大小不一,有时可反复急性发作 |

**(二)辅助检查**

取前庭大腺开口处分泌物做细菌培养,确定病原体。

**(三)护理诊断及合作性问题**

(1)皮肤完整性受损:与脓肿自行破溃或手术切开引流有关。

(2)疼痛:与局部炎症刺激有关。

**(四)护理目标**

(1)患者皮肤保持完整。

(2)疼痛缓解或好转。

**(五)护理措施**

**1.一般护理**

急性期患者应卧床休息,饮食易消化,富含营养。

**2.心理护理**

患者常常烦躁不安、焦虑紧张,应尊重患者,为患者保密,以解除其忧虑,使其积极治疗,帮助其建立治愈疾病的信心和生活的勇气。

**3.病情监护**

观察患者的生命体征,重点观察体温变化,观察伤口愈合情况。

**4.治病护理**

(1)治疗原则:急性期局部热敷或坐浴,抗生素消炎治疗;脓肿形成或囊肿较大时,切开引流或行囊肿造口术,保持腺体功能,防止复发。

(2)治疗配合:急性炎症发作时,取前庭大腺开口处分泌物做细菌培养,确定病原体。根据细菌培养结果和药物敏感试验选用抗生素口服或肌内注射。脓肿形成或囊肿较大时,切开引流或行囊肿造口术,并放置引流条。术后保持局部清洁,引流条每天更换一次,外阴用 1：5 000 氯己定棉球擦拭,每天擦洗外阴 2 次,也可用清热解毒中药热敷或坐浴,每天 2 次。

**(六)健康指导**

(1)向患者及家属讲解此病的病因及预防措施,指导患者注意外阴清洁卫生。

(2)告知患者及家属月经期、产褥期禁止性交;月经期应使用消毒卫生巾预防感染;术后注意事项及正确用药。告知患者相关卫生保健常识,养成良好卫生习惯。

**(七)护理评价**

(1)患者诉说外阴不适症状减轻,舒适感增加。

(2)患者接受医护人员指导,焦虑缓解或消失。

### 三、滴虫性阴道炎

滴虫性阴道炎是由阴道毛滴虫引起的最常见的阴道炎。阴道毛滴虫主要寄生于女性阴道,也可存在于尿道、尿道旁腺及膀胱。男性可存在于包皮皱襞、尿道及前列腺内。滴虫适宜生长在温度为 25~40 ℃,pH 为 5.2~6.6 的潮湿环境。月经前后,阴道内酸性减弱,接近中性,隐藏在腺体及阴道皱襞中的滴虫常得以繁殖,而发生滴虫性阴道炎。此病的传播途径有经性交的直接传播及经游泳池、浴盆、厕所、衣物、器械等途径的间接传播。

**(一)护理评估**

**1.健康史**

(1)病因评估:阴道毛滴虫呈梨形,体积为多核白细胞的 2~3 倍。滴虫顶端有 4 根鞭毛,体部有波动膜,后端尖并有轴柱凸出。活的滴虫透明无色,如水滴,鞭毛随波动膜的波动而活动(图 6-1)。阴道毛滴虫极易传播,pH 在 4.5 以下时便受到抑制甚至致死。pH 上升至 7.5 时,其繁殖可完全被抑制。在妊娠期和月经来潮前后,阴道 pH 升高,可使阴道毛滴虫的感染率和发病率升高。

(2)病史评估:评估发作与月经周期的关系,既往阴道炎病史,个人卫生情况;分析感染经过;了解治疗经过。

**2.身心状况**

(1)症状:主要症状为白带呈稀薄泡沫状,量多及伴有外阴、阴道口瘙痒。如有其他细菌混合感染,白带可呈黄绿色、血性、脓性且有臭味。局部可有灼热、疼痛、性交痛。合并尿路感染,可有尿频、尿痛、血尿。阴道毛滴虫能吞噬精子,阻碍乳酸生成,影响精子在阴道内存活,可致不孕。

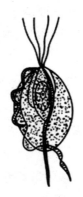

图 6-1 滴虫模式

（2）体征:妇科检查时可见阴道黏膜充血,严重时有散在的出血点。有时可见阴道后穹隆处有液性或脓性泡沫状分泌物。

（3）心理-社会状况:患者常因炎症反复发作而烦恼,出现无助感。

**（二）辅助检查**

（1）悬滴法:在玻片上加 1 滴温生理盐水,自阴道后穹隆处取少许分泌物混于生理盐水中,用低倍镜检查,如有滴虫,可见其活动。阳性率可达 80%～90%。取分泌物检查前 24～48 小时,避免性交、阴道灌洗及阴道上药。

（2）培养法:适于症状典型而悬滴法未见滴虫者,可用培养基培养,其准确率可达 98%。

**（三）护理诊断及合作性问题**

（1）知识缺乏:缺乏对疾病传染途径的认识及缺乏阴道炎治疗的知识。

（2）舒适改变:与外阴瘙痒、分泌物增多有关。

（3）组织完整性受损:与分泌物增多、外阴瘙痒、搔抓有关。

**（四）护理目标**

（1）患者能说出疾病传染的途径、阴道炎的治疗与日常防护知识。

（2）患者分泌物减少,舒适度提高。保持组织完整性,无破损。

**（五）护理措施**

**1.一般护理**

注意个人卫生,保持外阴部清洁、干燥,避免搔抓外阴导致皮肤破损。

**2.心理护理**

解除患者因疾病带来的烦恼,减轻其对确诊后的心理压力,增强治疗疾病的信心。告知患者夫妇滴虫性阴道炎的传播途径、临床表现、治疗方法和注意事项,减轻他们的焦虑心理,同时鼓励他们积极配合治疗。

**3.病情观察**

观察患者的外阴瘙痒症状、阴道分泌物的量及颜色等。

**4.治疗护理**

(1)治疗原则:杀灭阴道毛滴虫,保持阴道的自净作用,防止复发,夫妻双方要同时治疗,切断直接传染途径。

(2)治疗配合。①局部治疗:增强阴道酸性环境,用1%乳酸溶液、0.5%醋酸溶液或1:5 000高锰酸钾溶液冲洗阴道后,每晚睡前用甲硝唑200 mg,置于阴道后穹隆,每天一次,10天为1个疗程。②全身治疗:甲硝唑(灭滴灵)每次200~400 mg,每天3次口服,10天为1个疗程。③指导患者正确用药,按疗程坚持用药,注意冲洗液的浓度、温度。④观察用药后反应:甲硝唑口服后偶见胃肠道反应,如食欲缺乏、恶心、呕吐,以及白细胞计数减少、皮疹等,一旦发现,应报告医师并停药。妊娠期、哺乳期妇女应慎用,因为药能通过胎盘进入胎儿体内,并可由乳汁排泄。

**(六)健康指导**

(1)做好卫生宣教,积极开展普查普治,消灭传染源,严格禁止滴虫阴道炎或带虫者进入游泳池。医疗单位做好消毒隔离,防止交叉感染。治疗期间勤换内裤,内裤、坐浴及洗涤用物应煮沸消毒5~10分钟以消灭病原体,禁止性生活,避免交叉或重复感染的机会。哺乳期妇女在用药期间或用药后24小时内不宜哺乳。经期暂停坐浴、阴道冲洗及阴道用药。

(2)夫妻应双双检查,男方若查出毛滴虫,夫妻应同治,有助于提高疗效,治疗期间应禁止性生活。

(3)治愈标准:治疗后应在每次月经干净后复查1次,连续3次均为阴性,方为治愈。

**(七)护理评价**

(1)患者自诉外阴不适症状减轻,舒适感增加,悬滴法试验连续3个周期复查为阴性。

(2)患者正确复述预防及治疗此疾病的相关知识。

### 四、外阴阴道假丝酵母菌病

外阴阴道假丝酵母病(vulvovaginal candidiasis,VVC)也称外阴阴道念珠菌病,是一种常见的外阴、阴道炎,80%～90%的病原体为白假丝酵母,其发病率仅次于滴虫阴道炎。白假丝酵母是真菌,不耐热,加热至60℃,持续1小时,即可死亡;但对干燥、日光、紫外线及化学制剂的抵抗力较强。

#### (一)护理评估

**1.健康史**

(1)病因评估:假丝酵母为条件致病菌,可存在口腔、肠道和阴道而不引起症状。当阴道内糖原增多、酸度增加、局部细胞免疫力下降时,假丝酵母可繁殖并引起炎症,故外阴阴道假丝酵母病多见于孕妇、糖尿病患者及接受大量雌激素治疗者。此外,长期应用抗生素、服用类固醇皮质激素或免疫缺陷综合征等,可以改变阴道内微生物之间的相互制约关系,易发此症;紧身化纤内裤、肥胖可使会阴局部的温度及湿度增加,也易使假丝酵母得以繁殖而引起感染。

(2)传播途径评估:①内源性感染为主要感染,假丝酵母除寄生阴道外,还可寄生于人的口腔、肠道,这些部位的假丝酵母可互相传染。②通过性交直接传染。③通过接触感染的衣物等间接传染。

(3)病史评估:了解有无糖尿病及长期使用抗生素、雌激素、类固醇皮质激素病史,了解个人卫生习惯及有无不洁性生活史。

**2.身心状况**

(1)症状:外阴、阴道奇痒,坐卧不安,痛苦异常,可伴有尿痛、尿频、性交痛。阴道分泌物为干酪样或豆渣样。

(2)体征:妇科检查见小阴唇内侧、阴道黏膜红肿并附着白色块状薄膜,容易剥离,下面为糜烂及溃疡。

(3)心理-社会状况:患者常因外阴瘙痒痛苦不堪,由于影响休息与睡眠,产生忧虑与烦躁,评估患者心理障碍及影响疾病治疗的原因。

**3.辅助检查**

(1)悬滴法:在玻片上加1滴温生理盐水,自阴道后穹隆处取少许分泌物混于生理盐水中,用低倍镜检查,若找到白假丝酵母的芽孢和假菌丝即可确诊。

(2)培养法:适于症状典型而悬滴法未见白假丝酵母者,可用培养基培养。

(二)护理诊断及合作性问题

1.焦虑

焦虑与易复发,影响休息与睡眠有关。

2.组织完整性受损

组织完整性受损与分泌物增多、外阴瘙痒、搔抓有关。

(三)护理目标

(1)患者情绪稳定,积极配合治疗与护理。

(2)患者病情改善,舒适度提高。

(3)保持组织完整性,组织无破损。

(四)护理措施

1.一般护理

注意个人卫生,保持外阴部清洁、干燥,避免搔抓外阴以免皮肤破损。

2.心理护理

向患者讲解外阴阴道假丝酵母病的病因、治疗方法和注意事项等,消除患者的顾虑和焦虑心理,使其积极配合治疗。

3.病情观察

观察患者的外阴瘙痒症状、阴道分泌物的量及颜色等。

4.治疗护理

(1)治疗原则:消除诱因,改变阴道 pH,根据患者情况选择局部或全身应用抗真菌药杀灭致病菌。

(2)用药护理。①局部治疗:用 2%～4%碳酸氢钠溶液冲洗阴道或坐浴,再选用制霉菌素栓剂、克霉唑栓剂、咪康唑栓剂等置于阴道内,一般 7～10 天为 1 个疗程。②全身用药:若局部用药效果较差或病情顽固者,可选用伊曲康唑、氟康唑、酮康唑等口服。③用药注意:孕妇要积极治疗,否则阴道分娩时新生儿易感染发生鹅口疮。妊娠期坚持局部治疗,禁用口服唑类药物。勤换内裤,内裤、坐浴及洗涤用物应煮沸消毒 5～10 分钟以消灭病原体,避免交叉和重复感染的机会。④用药护理:嘱阴道灌洗或坐浴应注意药液浓度和治疗时间,灌洗药物要充分溶化,温度一般为 40 ℃,切忌过烫,以免烫伤皮肤。

(五)健康指导

(1)做好卫生宣教,养成良好的卫生习惯,每天洗外阴、换内裤。切忌搔抓。

(2)约 15%男性与女性患者接触后患有龟头炎,对有症状男性也应进行检查与治疗。

(3)鼓励患者坚持用药,不随意中断疗程。

(4)嘱积极治疗糖尿病等疾病,正确使用抗生素、雌激素,以免诱发外阴阴道假丝酵母病。

**(六)护理评价**

(1)患者分泌物减少,性状转为正常,舒适感增加。

(2)患者正确复述预防及治疗此疾病的相关知识,做到积极配合并坚持治疗。

**五、萎缩性阴道炎**

萎缩性阴道炎属非特异性阴道炎,常见于绝经后及卵巢切除后或盆腔放射治疗者。绝经后的萎缩性阴道炎又称老年性阴道炎。

**(一)护理评估**

**1.健康史**

(1)病因评估:①妇女绝经后;②手术切除卵巢;③产后闭经;④药物假绝经治疗;⑤盆腔放射治疗后等。由于雌激素水平降低,阴道上皮萎缩变薄,上皮细胞内糖原减少,阴道内 pH 增高,阴道自净作用减弱,局部抵抗力降低,致病菌入侵后易繁殖引起炎症。

(2)病史评估:了解有无糖尿病及长期使用抗生素、雌激素、类固醇皮质激素病史;了解个人卫生习惯及有无不洁性生活史;了解有无进行盆腔放疗等。

**2.身心状况**

(1)症状:白带增多,多为黄水状,严重感染时可呈脓性,有臭味。黏膜有浅表溃疡时,分泌物可为血性,有的患者可有点滴出血,可伴有外阴瘙痒、灼热、尿频、尿痛、尿失禁等症状。

(2)体征:妇科检查可见阴道皱襞消失,上皮菲薄,黏膜出血,表面可有小出血点或片状出血点;严重时可形成浅表溃疡,阴道弹性消失、狭窄,慢性炎症、溃疡还可引起阴道粘连,导致阴道闭锁。

(3)心理-社会状况:老年人常因思想比较保守,不愿就医而出现无助感。其他患者常因知识缺乏而病急乱投医,因此,应注意评估影响患者不愿就医的因素及家庭支持系统。

**3.辅助检查**

取分泌物检查,悬滴法排除滴虫性阴道炎和外阴阴道假丝酵母病;有血性分泌物时,常需做宫颈刮片或分段诊刮排除宫颈癌和子宫内膜癌。

**(二)护理诊断及合作性问题**

(1)舒适改变:与外阴瘙痒、疼痛、分泌物增多有关。

(2)知识缺乏:与缺乏绝经后妇女预防保健知识有关。

(3)有感染的危险:与局部分泌物增多、破溃有关。

**(三)护理目标**

(1)患者分泌物减少,性状转为正常,舒适感增加。

(2)患者正确复述预防及治疗此疾病的相关知识,做到积极配合并坚持治疗。

(3)患者无感染发生或感染被及时发现和控制,体温、血常规正常。

**(四)护理措施**

1.一般护理

嘱患者保持外阴清洁,勤换内裤。穿棉织内裤,减少刺激等。

2.心理护理

使患者了解老年性阴道炎的病因和治疗方法,减轻其焦虑;对卵巢切除、放疗者给予心理安慰与相关医学知识解释,增强其治疗疾病的信心;解释雌激素替代疗法可缓解症状,帮助其建立治愈疾病的信心。

3.病情观察

观察白带性状、量、气味,有无外阴瘙痒、灼热及膀胱刺激症状等。

4.治疗护理

(1)治疗原则:增强阴道黏膜的抵抗力,抑制细菌生长繁殖。

(2)治疗配合。①增加阴道酸度:用0.5%醋酸或1%乳酸溶液冲洗阴道,每天1次。阴道冲洗后,将甲硝唑200 mg或氧氟沙星200 mg,放入阴道深部,每天1次,7~10天为1个疗程。②增加阴道抵抗力:针对病因给予雌激素制剂,可局部用药,也可全身用药。将己烯雌酚0.125~0.25 mg,每晚放入阴道深部,7天为1个疗程。③全身用药:可口服尼尔雌醇,首次4 mg,以后每2~4周1次,每晚2 mg,维持2~3个月。

**(五)健康指导**

(1)对围绝经期、老年妇女进行健康教育,使其掌握预防老年性阴道炎的措施及技巧。

(2)指导患者及其家属阴道灌洗、上药的方法和注意事项。用药前洗净双手及会阴,减少感染的机会。自己用药有困难者,指导其家属协助用药或由医务人员帮助使用。

(3)告知使用雌激素治疗可出现的症状,嘱乳癌或子宫内膜癌患者慎用雌激素制剂。

**(六)护理评价**

(1)患者分泌物减少,性状转为正常,舒适感增加。

(2)患者正确复述预防及治疗此疾病的相关知识,做到积极配合并坚持治疗。

# 第四节 慢性宫颈炎

慢性宫颈炎是妇科常见病之一。正常情况下,宫颈具有多种防御功能,但宫颈易受性交、分娩及宫腔操作的损伤,引起感染,一旦发生感染,病原体很难被完全清除,久而导致慢性宫颈炎。近年来随着性传播疾病的增加,宫颈炎已经成为常见疾病。

**一、护理评估**

**(一)健康史**

1.病因评估

主要见于感染性流产、产褥期感染、宫颈损伤和阴道异物并发感染,多由急性宫颈炎未治疗或治疗不彻底导致。主要致病菌是葡萄球菌、链球菌、大肠埃希菌和厌氧菌,其次为性传播疾病的病原体,如沙眼衣原体、淋病奈瑟菌,单纯疱疹病毒与慢性宫颈炎的发生也有关系。

2.病史评估

了解婚育史、分娩史、流产及妇科手术后有无损伤;有无性传播疾病的发生;有无急性盆腔炎的感染史及治疗情况;有无不良卫生习惯。

3.病理评估

(1)慢性子宫颈管黏膜炎:由于子宫颈管黏膜皱襞较多,感染后容易形成持续性子宫颈黏膜炎,表现为子宫颈管黏液增多及脓性分泌物,反复发作。

（2）子宫颈息肉：是子宫颈管腺体和间质的局限性增生，并向子宫颈外口突出形成息肉，检查见子宫颈息肉通常为单个，也可为多个，红色，质地软而脆，呈舌形，可有蒂，蒂宽窄不一，根部可附在子宫颈外口，也可在子宫颈管内。子宫颈息肉极少恶变，但应与子宫的恶性肿瘤鉴别。

（3）子宫颈肥大：慢性炎症的长期刺激导致腺体及间质增生，形成肥大，但表面光滑，由于结缔组织增生而使硬度增加。

（4）子宫颈糜烂样改变：子宫颈柱状上皮异位和子宫颈鳞状上皮内病变除慢性子宫颈炎外，子宫颈的生理性柱状上皮异位、子宫颈鳞状上皮内病变，甚至早期子宫颈癌也可表现为"子宫颈糜烂样改变"。生理性柱状上皮异位是阴道镜下描述子宫颈管内的柱状上皮生理性外移至子宫颈阴道部的术语，由于柱状上皮菲薄，其下间质透出而成肉眼所见的红色。曾将此种情况称为"宫颈糜烂"，并认为是慢性子宫颈炎最常见的病理类型之一。目前已明确"宫颈糜烂"并不是病理学上的上皮溃疡、缺失所致的真性糜烂，也与慢性子宫颈炎症的定义即间质中出现慢性炎细胞浸润并不一致。因此，"宫颈糜烂"作为慢性子宫颈炎症的诊断术语已不再恰当。子宫颈糜烂样改变只是一个临床征象，可为生理性改变，也可为病理性改变。生理性柱状上皮异位多见于青春期、生育期妇女雌激素分泌旺盛者、口服避孕药或妊娠期，由于雌激素的作用，鳞柱交界部外移，子宫颈局部呈糜烂样改变外观。此外，子宫颈鳞状上皮病变及早期子宫颈癌也可使子宫颈呈糜烂样改变，因此对于子宫颈糜烂样改变者需进行子宫颈细胞学检查和/或 HPV检测，必要时行阴道镜及活组织检查以除外子宫颈鳞状上皮样改变或子宫颈癌。

**（二）身心状况**

1.症状

白带增多，多数呈乳白色黏液状，也可为淡黄色脓性。如有宫颈息肉时为血性白带或性交后出血。一旦炎症沿宫骶韧带扩散至盆腔时，患者可有腰骶部疼痛、下坠感，因黏稠脓性白带不利于精子穿透而致不孕。

2.体征

妇科检查可见宫颈有不同程度的糜烂、囊肿、肥大或息肉。

3.心理-社会状况

由于白带增多、腰骶部不适，加之病程长、有异味及外阴不适等，患者常常焦虑不安，接触性出血者担心癌变，思想压力大，因此，应详细评估患者心理-社会状态及家属态度。

### (三)辅助检查

宫颈刮片细胞学检查,排除宫颈癌,必要时宫颈活检,协助明确宫颈病变性质。

## 二、护理诊断及合作性问题

(1)焦虑及恐惧:与缺乏相关知识及担心癌变有关。

(2)舒适改变:与分泌物增多、下腹及腰骶部不适有关。

(3)组织完整性受损:与宫颈糜烂有关。

## 三、护理目标

(1)产妇的情绪稳定,能配合护理人员与家人采取有效应对措施。

(2)患者分泌物减少,性状转为正常,舒适感增加。

(3)患者病情得到及时控制,无组织完整性受损。

## 四、护理措施

### (一)一般护理

告知患者注意外阴清洁卫生,每天更换内裤,定期妇科检查。

### (二)心理护理

让患者了解慢性宫颈炎的发病原因、临床表现、治疗方法及注意事项,解除患者焦虑心理,鼓励患者积极配合治疗。

### (三)治疗护理

1.治疗原则

先筛查,排除子宫颈上皮内瘤变和子宫颈癌,再针对不同的病变及程度采取不同的治疗方法。以局部治疗为主,根据临床特点选用物理治疗、药物治疗、手术治疗。

2.治疗配合

(1)物理治疗:物理疗法是目前治疗慢性宫颈炎效果较好、疗程最短的方法,因而较为常用。用物理方法将宫颈糜烂面上皮破坏。使之坏死脱落后,由新生的鳞状上皮覆盖。常用的方法有宫颈激光、冷冻、红外线凝结疗法及微波疗法等。治疗时间是月经干净后3~7天。

(2)手术治疗:宫颈息肉可手术摘除,宫颈糜烂较深者且累及宫颈管者可做宫颈锥形切除。

(3)药物治疗:适宜于糜烂面小、炎症浸润较浅者,可局部涂硝酸银、铬酸、中药等,现已少用。目前临床多用康妇特栓剂,简便易行,疗效满意,每天放入阴道1枚,连续7~10天。

3.病情监护

物理治疗后分泌物增多,甚至有多量水样排液,术后1~2周脱痂时可有少量出血,创口愈合需4~8周。故应嘱患者保持外阴清洁,注意2个月内禁止性生活和盆浴。2次月经干净后复查,效果欠佳者可进行第二次治疗。物理治疗有引起术后出血、子宫颈狭窄、不孕、感染的可能,治疗后应定期复查,观察创面愈合情况直到痊愈,同时注意有无子宫颈管狭窄。

**五、健康指导**

向患者传授防病知识,积极治疗急性宫颈炎;告知患者定期做妇科检查,发现炎症排除宫颈癌后予以积极治疗;避免分娩或器械损伤宫颈;产后发现宫颈裂伤应及时缝合。此外,应注意个人卫生,加强营养,增强体质。

**六、护理评价**

(1)患者主要症状是否明显改善,甚至完全消失。

(2)患者焦虑情绪是否缓解,是否能正确复述预防及治疗此疾病的相关知识。

# 第七章 产科护理

## 第一节 妊娠剧吐

妊娠剧吐是指妊娠期恶心，频繁呕吐，不能进食，导致脱水，酸、碱平衡失调以及水、电解质紊乱，甚至肝功能、肾功能损害，严重的可危及孕妇的生命。其发生率为 $0.3\% \sim 1\%$。

### 一、病因

病因尚未明确，可能与下列因素有关。

#### (一)人绒毛膜促性腺激素(HCG)水平升高

早孕反应的出现和消失的时间与孕妇血清 HCG 值上升、下降的时间一致。多胎妊娠、葡萄胎患者的 HCG 值显著升高，发生妊娠剧吐的概率也升高。终止妊娠后，呕吐消失。但症状的轻重与血 HCG 水平并不一定呈正相关。

#### (二)精神及社会因素

恐惧妊娠、精神紧张、情绪不稳、经济条件差的孕妇易患妊娠剧吐。

#### (三)幽门螺杆菌感染

近年来研究发现妊娠剧吐的患者与同孕周无症状孕妇相比，血清幽门螺杆菌抗体 IgG 的浓度升高。

#### (四)其他因素

维生素缺乏，尤其是维生素 $B_6$ 缺乏可导致妊娠剧吐、变态反应。研究发现几种组胺受体亚型与呕吐有关，临床上抗组胺治疗呕吐有效。

### 二、病理生理

(1)频繁呕吐导致失水、血容量不足、血液浓缩、细胞外液减少,钾、钠等离子丢失使电解质平衡失调。

(2)患者不能进食,热量摄入不足,发生负氮平衡,使血浆尿素氮及尿酸含量升高。机体动用脂肪组织供给热量,脂肪氧化不全,导致丙酮、乙酰乙酸及 β-羟丁酸聚集,产生代谢性酸中毒。

(3)由于脱水、缺氧,血转氨酶值升高,严重时血胆红素含量升高。机体血液浓缩及血管通透性增加,另外,钠盐丢失,尿量减少,尿中可出现蛋白质及管型。出现肾脏继发性损害,肾小管有退行性变,部分细胞坏死,肾小管的正常排泌功能减退,终致血浆中非蛋白氮、肌酐、尿酸的浓度迅速增加。肾功能受损和酸中毒使细胞内 $K^+$ 较多地移到细胞外,出现高钾血症,严重时心脏停搏。

(4)病程长达数周者,可致严重营养缺乏,由于维生素 C 缺乏,血管脆性增加,可致视网膜出血。

### 三、临床表现

#### (一)恶心、呕吐

恶心、呕吐多见于年轻初孕妇,一般停经 6 周左右出现恶心、呕吐,逐渐加重,直至频繁呕吐,不能进食。

#### (二)水电解质紊乱

严重呕吐、不能进食导致失水、电解质紊乱,使 $H^+$、$Na^+$、$K^+$ 大量丢失,出现低钾血症。营养摄入不足可致负氮平衡,使血浆尿素氮及尿素含量升高。

#### (三)酸、碱平衡失调

机体动用脂肪组织供给能量,使脂肪代谢中间产物——酮体增多,引起代谢性酸中毒。病情发展,可出现意识模糊。

#### (四)维生素缺乏

频繁呕吐、不能进食可引起维生素 $B_1$ 缺乏导致 Wernicke-Korsakoff 综合征。维生素 K 缺乏可致凝血功能障碍,常伴血浆蛋白及纤维蛋白原减少,增加孕妇的出血倾向。

### 四、辅助检查

(1)尿液检查:患者尿比重增加,尿酮体呈阳性,肾功能受损时,尿中可出现蛋白质和管型。

（2）血液检查：血液浓缩，红细胞计数增多，血细胞比容上升，血红蛋白值升高；血酮体可为阳性，二氧化碳结合力降低；肝、肾功能受损害时胆红素、转氨酶、肌酐和尿素氮含量升高。

（3）眼底检查：严重者出现眼底出血。

### 五、诊断及鉴别诊断

根据病史、临床表现及妇科检查，诊断并不困难。可用 B 超检查排除滋养叶细胞疾病，此外尚需与可引起呕吐的疾病（如急性病毒性肝炎、胃肠炎、胰腺炎、胆管疾病、脑膜炎、脑卒中及脑肿瘤）区别。

### 六、并发症

#### （一）Wernicke-Korsakoff 综合征

其发病率为妊娠剧吐患者的 10％，是因妊娠剧吐而长期不能进食，维生素 $B_1$ 缺乏引起的中枢系统疾病，Wernicke 脑病和 Korsakoff 综合征是一个病程中的先后阶段。

维生素 $B_1$ 是糖代谢的重要辅酶，参与糖代谢的氧化脱羧反应。维生素 $B_1$ 缺乏时，体内丙酮酸及乳酸堆积，发生糖代谢的三羧酸循环障碍，使得主要靠糖代谢供给能量的神经组织、骨骼肌和心肌代谢出现严重障碍。病理变化主要发生在丘脑、下丘脑的脑室旁区域、中脑导水管的周围区灰质、乳头体、第四脑室底部、迷走神经运动背核，可出现不同程度的神经细胞和神经纤维轴索或髓鞘的丧失，伴有星形细胞和小胶质细胞的增生。毛细血管扩张，血管的外膜和内皮细胞明显增生，有散在小出血灶。

Wernicke 脑病表现为眼球震颤、眼肌麻痹等眼部症状，躯干性共济失调及精神障碍。症状可同时出现，但大多数患者的精神症状迟发。Korsakoff 综合征表现为严重的近事记忆障碍，表情呆滞，缺乏主动性，产生虚构与错构。部分患者伴有周围神经病变。严重时发展为永久性的精神、神经功能障碍，出现神经错乱、昏迷甚至死亡。

#### （二）Mallory-Weiss 综合征

胃、食管连接处的纵向黏膜撕裂出血引起呕血和黑便。严重时，可使食管穿孔，表现为胸痛、剧吐、呕血，需要急症手术治疗。

### 七、治疗与护理

治疗原则：让患者休息、适当禁食，为其计算出入量，纠正脱水、酸中毒及电解质紊乱,补充营养,给予良好的心理支持。

### (一)补液治疗

每天应补充葡萄糖注射液、生理盐水、平衡液,总量为 3 000 mL 左右,加维生素 $B_6$ 100 mg。维生素 C 2~3 g/d,维持每天尿量≥1 000 mL,肌内注射维生素 $B_1$,每天 100 mg。为了更好地利用输入的葡萄糖,可适当加用胰岛素。根据血钾、血钠情况决定补充剂量。根据二氧化碳结合力值或血气分析结果,予以静脉滴注碳酸氢钠溶液。

一般经上述治疗 2~3 天,病情大多迅速好转,症状缓解。待呕吐停止后,可试进少量流质,以后逐渐增加进食量,调整静脉输液量。

### (二)终止妊娠

经上述治疗,若病情不见好转,反而出现下列情况,应迅速终止妊娠:①持续黄疸。②有持续性蛋白尿。③体温升高,持续在 38 ℃以上。④心率每分钟>120 次。⑤有多发性神经炎及神经性体征。⑥出现 Wernicke-Korsakoff 综合征。

### (三)妊娠剧吐并发 Wernicke-Korsakoff 综合征的治疗

如不紧急治疗,该综合征的死亡率高达 50%,即使积极处理,死亡率约 17%。在未补给足量维生素 $B_1$ 前,静脉滴注葡萄糖会进一步加重三羧酸循环障碍,使病情加重,导致患者昏迷甚至死亡。对长期不能进食的患者应给维生素 $B_1$ 400~600 mg,分次肌内注射,以后每天 100 mg,肌内注射,至能正常进食为止,然后改口服,并给予多种维生素。同时应对患者的内分泌及神经状态进行评价,对病情严重者及时终止妊娠。经早期用大量维生素 $B_1$ 治疗,上述症状可在数日至数周内有不同程度的恢复,但仍有 60%患者不能得到完全恢复,特别是记忆恢复往往需要 1 年左右。

### 八、预后

绝大多数妊娠剧吐患者预后良好,仅少数病例因病情严重而需终止妊娠。对胎儿,曾有报道因妊娠剧吐而发生酮症者,所生后代的智商较低。

# 第二节 过期妊娠

平时月经周期规则,妊娠达到或超过 42 周(>294 天)尚未分娩者,称为过期妊娠。其发生率占妊娠总数的 3％～15％。过期妊娠使胎儿窘迫、胎粪吸入综合征、过熟综合征、新生儿窒息、围生儿死亡、巨大儿以及难产等不良结局的发生率升高。

## 一、病因

过期妊娠可能与下列因素有关。

### (一)雌激素、孕激素比例失调

内源性前列腺素和雌二醇分泌不足而黄体酮水平升高,导致孕激素优势,抑制前列腺素和缩宫素的作用,延迟分娩发动,导致过期妊娠。

### (二)头盆不称

部分过期妊娠者的胎儿较大,导致头盆不称和胎位异常,使胎先露部不能紧贴子宫下段及宫颈内口,反射性子宫收缩减少,容易发生过期妊娠。

### (三)胎儿畸形

例如,无脑儿由于无下丘脑,垂体肾上腺轴发育不良或缺如,促肾上腺皮质激素产生不足,胎儿的肾上腺皮质萎缩,使雌激素的前身物质——16α-羟基硫酸脱氢表雄酮不足,从而雌激素分泌减少;小而不规则的胎儿不能紧贴子宫下段及宫颈内口而诱发子宫收缩,导致过期妊娠。

### (四)遗传因素

某家族、某个体常反复发生过期妊娠,提示过期妊娠可能与遗传因素有关。胎盘硫酸酯酶缺乏症是一种罕见的伴性隐性遗传病,可导致过期妊娠。其发生机制是因胎盘缺乏硫酸酯酶,胎儿的肾上腺与肝脏产生的 16α-羟基硫酸脱氢表雄酮不能脱去硫酸根而转变为雌二醇及雌三醇,从而使血雌二醇及雌三醇明显减少,降低子宫对缩宫素的敏感性,使分娩难以启动。

## 二、临床表现

### (一)胎盘

过期妊娠的胎盘病理有两种类型:一种是胎盘功能正常,但重量略有增加。胎盘的外观和镜检结果均与妊娠足月胎盘相似。另一种是胎盘功能减退。肉眼观察胎盘母体面呈片状或多灶性梗死及钙化,胎儿面及胎膜常被胎粪污染,呈黄绿色。

### (二)羊水

正常妊娠 38 周后,羊水量随妊娠推延逐渐减少,妊娠 42 周后羊水迅速减少,约30％的过期妊娠者的羊水减至300 mL以下。羊水粪染率明显升高,是足月妊娠者的羊水粪染率的2～3倍,若同时伴有羊水过少,羊水粪染率达71％。

### (三)胎儿

过期妊娠胎儿的生长模式与胎盘功能有关,可分以下3种。

#### 1.正常生长及巨大儿

胎盘功能正常者,能维持胎儿继续生长。约25％的过期妊娠胎儿成为巨大儿,其中1.4％的胎儿的出生体重＞4 500 g。

#### 2.胎儿成熟障碍

10％～20％的过期妊娠并发胎儿成熟障碍。胎盘功能减退与胎盘血流灌注不足、胎儿缺氧及营养缺乏等有关。由于胎盘的合成、代谢、运输及交换等功能出现障碍,胎儿不宜再继续生长发育。临床分为3期:①第Ⅰ期为过度成熟期,表现为胎脂消失,皮下脂肪减少,皮肤干燥、松弛、多皱褶,头发浓密,指(趾)甲长,身体瘦长,容貌似小老人。②第Ⅱ期为胎儿缺氧期,肛门括约肌松弛,有胎粪排出,羊水及胎儿皮肤黄染,羊膜和脐带绿染,胎儿患病率及围生儿死亡率最高。③第Ⅲ期为胎儿全身因粪染历时较长而广泛黄染,指(趾)甲和皮肤呈黄色,脐带和胎膜呈黄绿色,此期胎儿已经历和渡过第Ⅱ期危险阶段,其预后反较第Ⅱ期好。

#### 3.胎儿生长受限

过期妊娠增加对胎儿的危险性,约1/3过期妊娠死产儿为生长受限小样儿。

### 三、处理原则

应根据胎盘功能、胎儿大小、宫颈成熟度综合分析,以确诊过期妊娠,并选择恰当的分娩方式终止妊娠,在产程中密切观察羊水情况、胎心监护。如果出现胎儿窘迫征象,应行剖宫产,尽快结束分娩。

### 四、护理

#### (一)护理评估

#### 1.病史

准确核实孕周,确定胎盘功能是否正常是关键。诊断过期妊娠之前必须准确核实孕周。

#### 2.身心诊断

平时月经周期规则,妊娠达到或超过42周(＞294天)未分娩者,可诊断为过期妊娠。由于孕妇结果的不可预知、恐惧、焦虑是过期妊娠孕妇常见的情绪反应。

3.诊断检查

实验室检查：①根据 B 超检查确定孕周，妊娠 20 周内，B 超检查对确定孕周有重要意义。妊娠 5～12 周以胎儿顶臀径推算孕周较准确，妊娠 12～20 周以胎儿双顶径、股骨长度推算预产期较好。②根据妊娠初期血 HCG、尿 HCG 升高的时间推算孕周。

**(二)可能的护理诊断**

1.有新生儿受伤的危险

有新生儿受伤的危险与过期胎儿生长受限有关。

2.焦虑

焦虑与担心分娩方式、过期胎儿预后有关。

**(三)预期目标**

(1)新生儿不存在因护理不当而产生的并发症。

(2)过期妊娠孕妇能平静地面对事实，接受治疗和护理。

**(四)护理措施**

1.预防过期妊娠

(1)护理人员应加强孕期宣教，使孕妇及其家属认识过期妊娠的危害性。

(2)孕妇应定期进行产前检查，适时结束妊娠。

2.加强监测，判断胎儿在宫内的情况

(1)护理人员应教会孕妇进行胎动计数。妊娠超过 40 周的孕妇通过胎动计数进行自我监测尤为重要。胎动计数每 12 小时＞30 次为正常，每 12 小时＜10 次或逐日下降，下降超过 50%，应视为胎盘功能减退，提示胎儿宫内缺氧。

(2)胎儿电子监护仪检测：无应激试验(NST)每周 2 次，胎动减少时应增加检测次数；住院后需每天 1 次监测胎心变化。NST 无反应型需进一步做缩宫素激惹试验(OCT)，若反复出现胎心晚期减速，提示胎盘功能减退、胎儿明显缺氧。因 NST 存在较高的假阳性率，故需结合 B 超检查，估计胎儿的安危。

3.终止妊娠的指征及分娩方式

(1)已确诊过期妊娠，终止妊娠的指征有以下几点。①宫颈条件成熟；②胎儿体重＞4 000 g 或胎儿生长受限；③12 小时内胎动小于 10 次或 NST 为无反应型，OCT 可疑；④尿雌激素/肌酐持续为低值；⑤羊水过少(羊水暗区＜3 cm)和

(或)羊水粪染;⑥并发重度子痫前期或子痫。终止妊娠的方法应酌情而定。

(2)引产:宫颈条件成熟、Bishop 评分＞7 分者,应予引产;胎头已衔接者,通常采用人工破膜,破膜时羊水多而清者,可静脉滴注缩宫素。在严密监视下经阴道分娩。羊水Ⅱ度污染者若阴道分娩,要在胎肩娩出前用负压吸管或吸痰管吸净胎儿鼻咽部的黏液。

(3)剖宫产:出现胎盘功能减退或胎儿窘迫征象,不论宫颈条件成熟与否,均应行剖宫产,尽快结束分娩。过期妊娠时,胎儿虽有足够储备力,但临产后子宫收缩应激力显著增加,超过胎儿的储备力,出现隐性胎儿窘迫。最好应用胎儿监护仪,及时发现问题,采取应急措施,适时选择剖宫产以挽救胎儿。进入产程后,应鼓励产妇取左侧卧位、吸氧。产程中最好连续监测胎心,注意羊水的性状,必要时取胎儿头皮血测 pH,及早发现胎儿窘迫,并及时处理。过期妊娠时,常伴有胎儿窘迫、羊水粪染,分娩时应做相应准备。胎儿娩出后立即在直接喉镜指引下行气管插管,吸出气管内容物,以减少胎粪吸入综合征。过期儿的患病率和死亡率均升高,应及时发现和处理新生儿窒息,新生儿的脱水、低血容量及代谢性酸中毒等并发症。

**(五)护理评价**

(1)过期妊娠孕妇能积极配合医护措施。

(2)新生儿未发生窒息。

# 第三节 前置胎盘

妊娠 28 周后,胎盘附着于子宫下段,甚至胎盘下缘达到或覆盖宫颈内口,其位置低于胎先露部,称为前置胎盘。前置胎盘是妊娠晚期严重的并发症,也是妊娠晚期阴道流血最常见的原因。国内报道其发病率为 0.24%～1.57%。

**一、病因**

目前病因尚不清楚。高龄初产妇(年龄＞35 岁)、经产妇、多产妇、吸烟或吸毒妇女为高危人群。其病因可能与下述因素有关。

**(一)子宫内膜病变或损伤**

多次刮宫、分娩、子宫手术史等是发生前置胎盘的高危因素。上述情况可损伤子宫内膜,引起子宫内膜炎或萎缩性病变,再次受孕时子宫蜕膜血管形成不良、胎盘血供不足,刺激胎盘,使胎盘面积增大,延伸到子宫下段。前次剖宫产手术瘢痕可妨碍胎盘在妊娠晚期向上迁移,增大前置胎盘的可能性。据统计发生前置胎盘的孕妇有 85%~95% 为经产妇。

### (二)胎盘异常

双胎妊娠时胎盘面积过大,前置胎盘发生率较单胎妊娠高;胎盘位置正常而副胎盘位于子宫下段,接近宫颈内口;膜状胎盘大而薄,扩展到子宫下段,可发生前置胎盘。

### (三)受精卵滋养层发育迟缓

受精卵到达子宫腔后,滋养层尚未发育到可以着床的阶段,继续向下游走,到达子宫下段,并在该处着床而发育成前置胎盘。

## 二、分类

根据胎盘下缘与宫颈内口的关系,将前置胎盘分为 3 类(图 7-1)。

(1)完全性前置胎盘又称中央性前置胎盘,胎盘组织完全覆盖宫颈内口。

(2)部分性前置胎盘:宫颈内口部分为胎盘组织所覆盖。

(3)边缘性前置胎盘胎盘附着于子宫下段,胎盘边缘到达宫颈内口,未覆盖宫颈内口。

胎盘位于子宫下段,与胎盘边缘极为接近,但未达到宫颈内口,称为低置胎盘。胎盘下缘与宫颈内口的关系可因宫颈管消失、宫口扩张而改变。前置胎盘类型可随诊断时期不同而改变,如临产前为完全性前置胎盘,临产后因宫口扩张而成为部分性前置胎盘。目前临床上均依据处理前最后一次检查结果来分类。

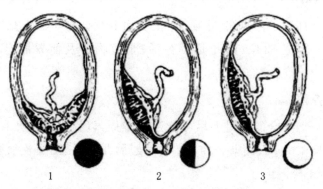

1.完全性前置胎盘;2.部分性前置胎盘;3.边缘性前置胎盘。

**图 7-1 前置胎盘的类型**

### 三、临床表现

#### (一)症状

前置胎盘的典型症状是妊娠晚期或临产时,发生无诱因、无痛性反复阴道流血。妊娠晚期子宫下段逐渐伸展,牵拉宫颈内口,宫颈管缩短;临产后规律子宫收缩使宫颈管消失,成为软产道的一部分。宫颈外口扩张,附着于子宫下段及宫颈内口的胎盘前置部分不能相应伸展而与其附着处分离,血窦破裂出血。前置胎盘出血前无明显诱因,初次出血量一般不多,剥离处血液凝固后,出血自然停止;也有初次出血即为致命性大出血而导致休克的。由于子宫下段不断伸展,前置胎盘出血常反复发生,出血量也越来越多。阴道流血发生的早晚、发生次数、出血量多少与前置胎盘的类型有关。完全性前置胎盘初次出血时间早,多在妊娠 28 周左右,称为警戒性出血。边缘性前置胎盘出血多发生于妊娠晚期或临产后,出血量较少。部分性前置胎盘的初次出血时间、出血量及反复出血次数介于前两者之间。

#### (二)体征

前置胎盘孕妇的体征与出血量有关,大量出血呈现面色苍白、脉搏微弱、血压下降等休克表现。子宫软,无压痛,子宫大小与妊娠周数相符。由于子宫下段有胎盘占据,影响胎先露部入盆,故胎先露高浮,易并发胎位异常。反复出血或一次出血量过多,使胎儿宫内缺氧,严重者胎死宫内。当前置胎盘附着于子宫前壁时,可在耻骨联合上方听到胎盘杂音。临产时检查见子宫收缩为阵发性,间歇期子宫完全松弛。

### 四、处理原则

处理原则是抑制子宫收缩、止血、纠正贫血和预防感染。根据阴道流血量、有无休克、妊娠周数、胎位、胎儿是否存活、是否临产及前置胎盘类型等做出决定。

#### (一)期待疗法

应在保证孕妇安全的前提下尽可能延长孕周,以提高围生儿存活率。期待疗法适用于妊娠<34 周、胎儿体重<2 000 g、胎儿存活、阴道流血量不多、一般情况良好的孕妇。

尽管国外有资料证明,关于前置胎盘孕妇的妊娠结局,住院治疗与门诊治疗并无明显差异,但我国仍应强调住院治疗。前置胎盘孕妇住院期间,护理人员要密切观察病情变化,为孕妇提供全面、优质的护理。

### (二)终止妊娠

**1.终止妊娠的指征**

孕妇反复发生多量出血甚至休克,无论胎儿成熟与否,为了孕妇的安全应终止妊娠;期待疗法中孕妇发生大出血或出血量虽少,但胎龄达孕 36 周以上,胎儿成熟度检查提示胎儿肺成熟者;胎龄未达孕 36 周,出现胎儿窘迫征象,或胎儿电子监护发现胎心异常;孕妇出血量多,危及胎儿;胎儿已死亡或出现难以存活的畸形,如无脑儿。

**2.剖宫产**

剖宫产可在短时间内娩出胎儿,迅速结束分娩,对母儿相对安全,是处理前置胎盘的主要手段。剖宫产指征包括:完全性前置胎盘,持续大量阴道流血;部分性前置胎盘和边缘性前置胎盘的出血量较多,先露高浮,短时间内不能结束分娩;胎心异常。术前应积极纠正贫血、预防感染等,备血,做好处理产后出血和抢救新生儿的准备。

**3.阴道分娩**

边缘性前置胎盘孕妇,如果枕先露,阴道流血不多,无头盆不称和胎位异常,估计在短时间内能结束分娩者,可试产。

### 五、护理

### (一)护理评估

**1.病史**

注意识别有无剖宫产术、人工流产术及子宫内膜炎等前置胎盘的易发因素。注意妊娠中特别是孕 28 周后,孕妇是否出现无痛性、无诱因的反复阴道流血症状,并详细记录具体经过及医疗处理情况。

**2.身心状况**

孕妇的一般情况与出血量密切相关。大量出血时可见面色苍白、脉搏细速、血压下降等休克症状。孕妇可因突然阴道流血而感到恐惧或焦虑,既担心自己的健康,又担心胎儿的安危,可能显得恐慌、紧张、手足无措。

**3.诊断检查**

(1)产科检查:子宫大小与妊娠月份相符。胎儿方位清楚,先露高浮。胎心可正常,也可因孕妇失血过多而异常或消失。前置胎盘位于子宫下段前壁时,可于耻骨联合上方听见胎盘血管杂音。临产后检查,子宫收缩为阵发性,间歇期子宫肌肉可以完全放松。

(2)超声波检查:通过 B 超可清楚看到子宫壁、胎头、宫颈和胎盘的位置,胎盘定位准确率达 95%以上,可反复检查。B 超是目前最安全、有效的首选检查方法。

(3)阴道检查:目前一般不主张应用,只有近临产期,孕妇出血不多,终止妊娠前,为排除其他出血原因或明确诊断,以决定分娩方式才采用。阴道检查操作必须在输血、输液和做好手术准备的情况下方可进行。对怀疑前置胎盘的个案,切忌肛门检查。

(4)术后检查胎盘及胎膜:胎盘的前置部分可见附着的陈旧血块,呈黑紫色或暗红色,如这些改变位于胎盘的边缘,而且胎膜破口处与胎盘边缘的距离<7 cm,则为部分性前置胎盘。如行剖宫产术,术中可直接了解胎盘附着的部分并确立诊断。

**(二)护理诊断**

**1.潜在并发症**

潜在并发症为出血性休克。

**2.有感染的危险**

有感染的危险与前置胎盘剥离面靠近宫颈口、细菌易经阴道上行感染有关。

**(三)预期目标**

(1)接受期待疗法的孕妇血红蛋白不再继续下降,胎龄可达或更接近足月。

(2)产妇未发生产后出血或产后感染。

**(四)护理措施**

根据病情,须立即接受终止妊娠的孕妇,立即安排孕妇取去枕侧卧位,开放静脉,配血,做好输血准备。在抢救休克的同时,按腹部手术患者的护理进行术前准备,并做好母儿生命体征监护及抢救的准备工作。对接受期待疗法的孕妇的护理措施如下。

**1.保证休息**

孕妇需住院观察,绝对卧床休息,以左侧卧位为佳,定时间断吸氧,每天 3 次,每次 1 小时,以提高胎儿血氧供应。此外,还需避免各种刺激,以减少出血的可能。护理人员进行腹部检查时动作要轻柔,禁做阴道检查和肛门检查。

**2.纠正贫血**

除给孕妇口服硫酸亚铁、输血外,护理人员应加强饮食指导,建议孕妇多食高蛋白及含铁丰富的食物,如动物肝脏、绿叶蔬菜和豆类。这样的饮食一方面有助于纠正贫血,另一方面还可以增强机体抵抗力,同时也促进胎儿发育。

3.监测生命体征

护理人员应严密观察并记录孕妇的生命体征,阴道流血的量、颜色,检测胎儿宫内状态。护理人员应按医嘱及时完成实验室检查项目,并交叉配血以备用。发现异常时,护理人员要及时报告医师并配合处理。

4.预防产后出血和感染

(1)产妇回病房休息时,护理人员应严密观察产妇的生命体征及阴道流血情况,如果发现异常,及时报告医师,以防止或减少产后出血。

(2)护理人员应及时更换会阴垫,以保持产妇的会阴部清洁、干燥。

(3)产妇分娩后,护理人员应及早使用子宫收缩剂,以预防产妇产后大出血;对新生儿严格按照高危儿处理。

5.健康教育

护理人员应加强对孕妇的管理和宣教。护理人员应指导围孕期妇女避免吸烟、酗酒等不良行为,避免多次刮宫、引产或宫内感染,防止多产,减少子宫内膜损伤或子宫膜炎。孕妇如果出现妊娠期出血,应及时就医。

**(五)护理评价**

(1)接受期待疗法的孕妇在胎龄接近(或达到)足月时终止妊娠。

(2)产妇未出现出血和感染。

# 第四节 胎 盘 早 剥

妊娠 20 周以后或分娩期位置正常的胎盘在胎儿娩出前部分或全部从子宫壁剥离,称为胎盘早剥。胎盘早剥是妊娠晚期的严重并发症,具有起病急、发展快的特点,若处理不及时可危及母儿生命。国外胎盘早剥的发病率为 1%～2%,国内胎盘早剥的发病率为 0.46%～2.1%。

**一、病因**

胎盘早剥确切的原因及发病机制尚不清楚,可能与下列因素有关。

### (一)孕妇的血管病变

孕妇患严重妊娠期高血压疾病、慢性高血压、慢性肾脏病或全身血管病变时,胎盘早剥的发生率升高。妊娠合并上述疾病时,底蜕膜螺旋小动脉痉挛或硬化,引起远端毛细血管变性坏死甚至破裂出血,血液流至底蜕膜与胎盘之间,形成胎盘后血肿,致使胎盘与子宫壁分离。

### (二)机械性因素

受外伤,尤其是腹部直接受到撞击或挤压时可发生胎盘剥离。脐带过短(<30 cm)或脐带绕颈、绕体部分相对过短,分娩过程中胎儿下降,牵拉脐带而造成胎盘剥离;羊膜穿刺时刺破前壁胎盘附着处,血管破裂出血,可引起胎盘剥离。

### (三)宫腔内压力骤减

双胎妊娠者分娩时,第一胎儿娩出过快;羊水过多时,人工破膜后羊水流出过快,均可使宫腔内压力骤减,子宫骤然收缩,胎盘与子宫壁发生错位剥离。

### (四)子宫静脉压突然升高

妊娠晚期或临产后,孕妇长时间处于仰卧位,子宫压迫下腔静脉,回心血量减少,血压下降。此时子宫静脉淤血,静脉压升高,蜕膜内静脉淤血或破裂,形成胎盘后血肿,导致部分或全部胎盘剥离。

### (五)其他高危因素

高龄孕妇、吸烟、滥用可卡因、孕妇代谢异常、孕妇有血栓形成倾向、孕妇有子宫肌瘤(尤其是胎盘附着部位肌瘤)等与胎盘早剥的发生有关。有胎盘早剥史的孕妇再次发生胎盘早剥的危险性比无胎盘早剥史者高。

## 二、分类及病理变化

胎盘早剥的主要病理改变是底蜕膜出血并形成血肿,使胎盘从附着处分离。按病理类型,胎盘早剥可分为显性剥离、隐性剥离及混合性剥离3种(图7-2)。若底蜕膜出血量少,出血很快停止,多无明显的临床表现,仅在产后检查胎盘时发现胎盘母体面有凝血块及压迹。若底蜕膜继续出血,形成胎盘后血肿,胎盘剥离面随之扩大,血液冲开胎盘边缘,在胎膜与子宫壁之间经过颈管向外流出,称为显性剥离或外出血。若胎盘边缘仍附着于子宫壁或胎先露部固定于骨盆入口,使血液积聚于胎盘与子宫壁之间,称为隐性剥离或内出血。由于子宫内有妊娠产物,子宫肌不能有效收缩,以压迫破裂的血窦而止血,血液不能外流,胎盘后血肿越积越大,子宫底随之升高。当出血达到一定程度时,血液终会冲开胎盘边缘及胎膜而外流,称为混合型出血。偶有出血穿破胎膜而溢入羊水中,形成血性羊水。

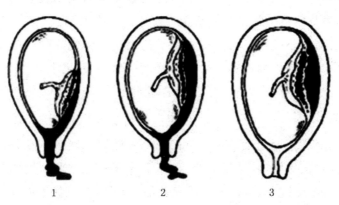

1.显性剥离;2.隐性剥离;3.混合性剥离

**图 7-2　胎盘早剥类型**

胎盘早剥发生内出血时,血液积聚于胎盘与子宫壁之间。随着胎盘后血肿压力的增加,血液浸入子宫肌层,引起肌纤维分离、断裂甚至变性。当血液渗透至子宫浆膜层时,子宫表面出现紫蓝色瘀斑,称为子宫胎盘卒中,又称为库弗莱尔子宫。有时血液还可渗入输卵管系膜、卵巢生发上皮下、阔韧带。子宫肌层由于被血液浸润,收缩力减弱,造成产后出血。

严重的胎盘早剥可以引发一系列病理生理改变。从剥离处的胎盘绒毛和蜕膜中释放大量组织凝血活酶,进入母体血循环,激活凝血系统,导致弥散性血管内凝血(disseminated intravascular coagulation,DIC),肺、肾等脏器的毛细血管内微血栓形成,造成脏器缺血和功能障碍。胎盘早剥持续时间越长,促凝物质不断进入母血,激活纤维蛋白溶解系统,产生大量的纤维蛋白降解产物(fibrin degradation product,FDP),引起继发性纤溶亢进。发生胎盘早剥后,消耗大量凝血因子,并产生高浓度 FDP,最终导致凝血功能障碍。

**三、临床表现**

根据病情严重程度,Sher 将胎盘早剥分为 3 度。

**(一)Ⅰ度**

Ⅰ度多见于分娩期,胎盘剥离面积小,孕妇常无腹痛或腹痛轻微,贫血体征不明显。腹部检查见子宫软,大小与妊娠周数相符,胎位清楚,胎心率正常。产后检查见胎盘母体面有凝血块及压迹,即可诊断。

### (二)Ⅱ度

胎盘剥离面为胎盘面积的 1/3 左右。主要症状为突然发生持续性腹痛、腰酸或腰背痛,疼痛程度与胎盘后积血量成正比。无阴道流血或流血量不多,贫血程度与阴道流血量不相符。腹部检查见子宫大于相同妊娠周数的正常子宫,子宫底随胎盘后血肿增大而升高。胎盘附着处压痛明显(若胎盘位于后壁则压痛不明显),子宫收缩有间歇,胎位可扪及,胎儿存活。

### (三)Ⅲ度

胎盘剥离面超过胎盘面积的 1/2。临床表现较Ⅱ度重。孕妇可出现恶心、呕吐、面色苍白、四肢湿冷、脉搏细速、血压下降等休克症状,且休克程度大多与阴道流血量不成正比。腹部检查见子宫硬如板,子宫收缩间歇时不能松弛,胎位扪不清,胎心消失。

### 四、处理原则

纠正休克、及时终止妊娠是处理胎盘早剥的原则。孕妇入院时,情况危重,处于休克状态,应积极补充血容量,及时输入新鲜血液,尽快改善孕妇的状况。一旦确诊为胎盘早剥,必须及时终止妊娠。终止妊娠的方法根据胎次、早剥的严重程度、胎儿的宫内状况及宫口开大的情况等而定。此外,对并发症(如凝血功能障碍、产后出血和急性肾衰竭)进行紧急处理。

### 五、护理

#### (一)护理评估

**1.病史**

孕妇在妊娠晚期或临产时突然发生腹部剧痛,有急性贫血或休克现象,护理人员应高度重视,需要结合有无妊娠期高血压疾病或高血压病史、胎盘早剥史、慢性肾炎史、仰卧位低血压综合征史及外伤史,进行全面评估。

**2.身心状况**

胎盘早剥孕妇发生内出血时,严重者常表现为急性贫血和休克症状,无阴道流血或有少量阴道流血。护理人员对胎盘早剥孕妇除评估阴道流血的量、颜色评估外,还应重点评估腹痛的程度、性质,孕妇的生命体征和一般情况,以及时、准确地了解孕妇的身体状况。胎盘早剥孕妇入院时情况危急,孕妇及其家属常常感到高度紧张和恐惧。

3.诊断检查

(1)产科检查:通过四步触诊判断胎方位、胎心情况、宫高变化、腹部压痛的范围和程度等。

(2)B超检查:若胎盘与子宫体之间有血肿,在胎盘后方出现液性低回声区,可见不止一个暗区,并见胎盘增厚。若胎盘后血肿较大,能可见到胎盘胎儿面凸向羊膜腔,甚至能使子宫内的胎儿偏向对侧。若血液渗入羊水中,可见羊水回声增强、增多,系羊水混浊所致。当胎盘边缘已与子宫壁分离,未形成胎盘后血肿,则见不到上述图像,故B超检查诊断胎盘早剥有一定的局限性。重型胎盘早剥时常伴胎心、胎动消失。

(3)实验室检查:主要了解孕妇的贫血程度及凝血功能。对重型胎盘早剥孕妇应检查肾功能与二氧化碳结合力。若并发DIC,要进行筛选试验,对结果可疑者可做纤溶确诊试验。

(二)可能的护理诊断

1.潜在并发症

潜在并发症为弥散性血管内凝血。

2.恐惧

恐惧与胎盘早剥起病急、进展快,危及母儿生命有关。

3.预感性悲哀

预感性悲哀与死产、切除子宫有关。

(三)预期目标

(1)孕妇的出血性休克症状得到控制。

(2)孕妇未出现凝血功能障碍、产后出血和急性肾衰竭等并发症。

(四)护理措施

胎盘早剥是一种妊娠晚期严重危及母儿生命的并发症,积极预防非常重要。护理人员应使孕妇接受产前检查,预防和及时治疗妊娠期高血压疾病、慢性高血压、慢性肾病等;妊娠晚期避免仰卧位及腹部外伤;施行外倒转术时动作要轻柔;处理羊水过多者和怀双胎者时,避免子宫腔压力下降过快。对于已诊断为胎盘早剥的孕妇,护理措施如下。

1.纠正休克

护理人员应迅速开放孕妇的静脉,积极补充其血容量,及时输入新鲜血液,密切监测胎儿状态。

2.严密观察病情变化

护理人员应及时发现并发症。凝血功能障碍表现为皮下、黏膜或注射部位出血,子宫出血不凝,有时尿血、咯血及呕血。急性肾衰竭可表现为尿少或无尿。护理人员应高度重视上述症状,一旦发现,及时报告医师并配合处理。

3.为终止妊娠做好准备

一旦确诊为胎盘早剥,应及时终止妊娠。根据孕妇病情的轻重、胎儿的宫内状况、产程进展、胎产式等决定分娩方式,护理人员需为此做好相应准备。

4.预防产后出血

胎盘早剥的产妇在胎儿娩出后易发生产后出血,因此护理人员在产妇分娩后应及时给予子宫收缩剂,并配合按摩子宫,必要时按医嘱做切除子宫的术前准备。对未发生出血者,护理人员在其产后仍应加强生命体征观察,预防晚期产后出血。

5.产褥期的处理

产妇在产褥期应加强营养,纠正贫血。护理人员应更换消毒的会阴垫,保持产妇的会阴清洁,预防感染;根据产妇的身体情况给予母乳指导;对死产者及时采取退乳措施。退乳措施包括分娩后 24 小时内尽早服用大剂量雌激素,同时紧束双乳,少进汤类;取生麦芽,水煎服;针刺足临泣、悬钟等穴位。

**(五)护理评价**

(1)产妇分娩顺利,婴儿平安出生。

(2)产妇未出现并发症。

# 第五节  胎 膜 早 破

胎膜早破(premature rupture of membranes,PROM)是指在临产前胎膜自然破裂。它是常见的分娩期并发症。妊娠满 37 周者胎膜早破的发生率为 10%,妊娠不满 37 周者胎膜早破的发生率为 2%~3.5%。胎膜早破可引起早产及围生儿死亡率增加,也可导致孕产妇宫内感染率和产褥期感染率增加。

## 一、病因

一般认为胎膜早破与以下因素有关,常为多因素所致。

**（一）上行感染**

上行感染可由生殖道病原微生物所致，引起胎膜炎，使胎膜局部张力下降而破裂。

**（二）羊膜腔压力升高**

羊膜腔压力升高常见于多胎妊娠、羊水过多等。

**（三）胎膜受力不均**

胎先露高浮、头盆不称、胎位异常可使胎膜受压不均，导致破裂。

**（四）营养因素**

缺乏维生素 C、锌及铜，可使胎膜张力下降而破裂。

**（五）宫颈内口松弛**

宫颈内口松弛常由手术创伤或先天性宫颈组织薄弱所致。宫颈内口松弛，胎膜进入扩张的宫颈或阴道内，导致感染或受力不均，最终胎膜破裂。

**（六）细胞因子**

IL-1、IL-6、IL-8、TNF-α 升高，可激活溶酶体酶，破坏羊膜组织，导致胎膜早破。

**（七）机械性刺激**

创伤或妊娠后期性交可导致胎膜早破。

**二、临床表现**

**（一）症状**

孕妇突感有较多液体（有时液体可混有胎脂及胎粪）自阴道流出，无腹痛等其他产兆。当咳嗽、打喷嚏等使腹压增加时，羊水可少量间断性排出。

**（二）体征**

肛门指诊或阴道检查时，触不到羊膜囊，上推胎儿先露部可见到羊水流出。如伴羊膜腔感染，可有臭味，并伴有发热、母儿心率加快、子宫压痛、白细胞计数增多、C反应蛋白含量升高。

**三、对母儿的影响**

**（一）对母亲的影响**

胎膜早破后，生殖道病原微生物易上行感染，通常感染程度与破膜时间有关。羊膜腔感染时,易发生产后出血。

### (二)对胎儿的影响

胎膜早破经常诱发早产,早产儿易发生呼吸窘迫综合征。羊膜腔感染可引起新生儿吸入性肺炎,严重者发生败血症、颅内感染等。脐带受压、脐带脱垂可致胎儿窘迫。胎膜早破发生的孕周越小,胎肺发育不良的发生率越高,围生儿死亡率越高。

### 四、处理原则

预防感染和脐带脱垂,如有感染、胎儿窘迫征象,及时行剖宫产来终止妊娠。

### 五、护理

#### (一)护理评估

**1.病史**

询问病史,了解孕妇是否有发生胎膜早破的病因,确定具体的胎膜早破的时间、妊娠周数,观察是否有子宫收缩、见红等产兆,是否出现感染征象,是否出现胎儿窘迫现象。

**2.身心状况**

观察孕妇阴道流液的颜色、质、量,注意其是否有气味。孕妇常因为不了解胎膜早破的原因,而对不可自控的阴道流液形成恐慌,可能担心自身与胎儿的安危。

**3.辅助检查**

(1)阴道流液的 pH 测定:正常阴道液 pH 为 4.5~5.5,羊水 pH 为 7.0~7.5。若 pH>6.5,提示胎膜早破。该检查的准确率为 90%。

(2)肛门检查或阴道窥阴器检查:肛门检查时未触到羊膜囊,上推胎儿先露部,有羊水流出。阴道窥阴器检查时见液体自宫口流出或可见阴道后穹隆有较多混有胎脂和胎粪的液体。

(3)阴道液涂片检查:把阴道液置于载玻片上,待其干燥后镜检,可见羊齿植物叶状结晶(即羊水)。该检查的准确率为 95%。

(4)羊膜镜检查:可直视胎先露部,但看不到前羊膜囊,即可诊断。

(5)胎儿纤维结合蛋白(fetal fibronectin,fFN)测定:fFN 是胎膜分泌的细胞外基质蛋白。当宫颈及阴道分泌物内 fFN 含量高于 0.05 mg/L 时,胎膜的抗张能力下降,易发生胎膜早破。

（6）超声检查：羊水量减少可协助诊断，但不可用于确诊。

**（二）护理诊断**

（1）有感染的危险与胎膜破裂后生殖道病原微生物上行感染有关。

（2）孕妇缺乏预防和处理胎膜早破的知识。

（3）有胎儿受伤的危险与脐带脱垂、早产儿肺部发育不成熟有关。

**（三）护理目标**

（1）孕妇无感染征象。

（2）孕妇了解胎膜早破的知识，如突然发生胎膜早破，能够及时进行初步应对。

（3）胎儿无并发症。

**（四）护理措施**

**1.预防脐带脱垂**

胎膜早破、胎先露部未衔接的孕妇要绝对卧床休息，多采用左侧卧位，注意抬高臀部，防止脐带脱垂而造成胎儿宫内窘迫。护理人员应注意监测胎心变化，进行肛门检查或阴道检查时，确定有无隐性脐带脱垂，一旦发现隐形脐带脱垂，立即通知医师，于数分钟内结束脐带脱垂孕妇的分娩。

**2.预防感染**

护理人员应保持床单位清洁；将无菌的会阴垫垫于会阴处，勤于更换，保持产妇会阴的清洁、干燥，防止上行感染；更换会阴垫时观察羊水的颜色、质、量等；每天擦洗产妇的会阴2次；同时观察产妇的生命体征、血生化指标，了解是否存在感染征象；按医嘱在破膜12小时后给予抗生素，防止感染。

**3.监测胎儿的宫内情况**

护理人员应密切观察胎心率的变化，嘱孕妇自测胎动。如果观察到混有胎粪的羊水流出（即胎儿宫内缺氧的表现），护理人员应及时给孕妇吸氧，让孕妇取左侧卧位，并根据医嘱做好相应的护理。

对胎膜早破、孕周<35周者，护理人员应根据医嘱给予地塞米松以促进胎肺成熟。对孕周<37周并已临产，或孕周>37周，胎膜早破>18小时仍未临产者，医师应尽快结束分娩。

**4.健康教育**

护理人员应为孕妇讲解胎膜早破的定义与原因，并强调孕期卫生保健的重要性；指导孕妇如出现胎膜早破现象，无须恐慌，应立即平卧，及时就诊。护理人员应嘱孕妇孕晚期禁止性交,避免腹部碰撞或增加腹压;孕期补充足量的维生素和锌、铜等微量元素。宫颈内口松弛者应多卧床休息,并遵医嘱根据需要于孕14~16周行宫颈环扎术。

# 第六节  胎 儿 窘 迫

胎儿窘迫是指孕妇、胎儿、胎盘等多种原因引起的胎儿宫内缺氧,影响胎儿健康甚至危及生命。胎儿窘迫是一种综合征,主要发生在临产过程中,也可发生在妊娠后期。

## 一、病因

胎儿窘迫的病因涉及多方面,可归纳为三大类。

### (一)母体因素

孕妇出现患有高血压疾病、慢性肾炎、妊娠高血压综合征、重度贫血、心脏病、肺源性心脏病,出现高热,吸烟,有产前出血性疾病,有创伤,急产,出现子宫不协调性收缩,产程延长,子宫过度膨胀,胎膜早破等;或者产妇长期取仰卧位,镇静药、麻醉药使用不当等。

### (二)胎儿因素

胎儿有心血管功能障碍,如严重的先天性心血管疾病、母婴血型不合引起的胎儿溶血、胎儿贫血、胎儿宫内感染。胎儿畸形。

### (三)脐带、胎盘因素

脐带因素有长度异常、缠绕、打结、扭转、狭窄、血肿、帆状附着;胎盘因素有植入异常、形状异常、发育障碍、循环障碍等。

## 二、病理生理

胎儿窘迫的基该病理生理变化是缺血、缺氧引起的一系列变化。缺氧早期或者一过性缺氧时,机体主要通过减少胎盘和自身耗氧量代偿,胎儿则通过减少对肾与下肢血供等方式来保证心、脑的血流量,不产生严重的代偿障碍及器官损害。缺氧严重则可引起严重的并发症。缺氧初期通过自主神经反射兴奋交感神经,使肾上腺儿茶酚胺及皮质醇分泌增多,引起血压上升及心率加快。此时胎儿的大脑、肾上腺、心脏及胎盘的血流增加,而肾、肺、消化系统等血流减少,出现羊水减少、胎儿发育迟缓等。若缺氧继续加重,则转为兴奋迷走神经,血管扩张,有效循环血量减少,主要器官的功能由于血流不能保证而受损,于是胎心率减慢。缺氧继续发展下去可引起严重的器官功能损害,尤其可以引起缺血缺氧性脑病甚至胎死宫内。此过程基本是从低氧血症至缺氧,然后至代谢性酸中毒,主要表现为胎动减少,羊水少,胎心监护基线变异差,出现晚期减速甚至呼吸抑制。由于缺氧时肠蠕动加快,肛门括约肌松弛,胎粪排出。此过程可以形成恶性循环,更加重母体及胎儿的危险。不同原因引起的胎儿窘迫的表现过程可以不完全一致,所以应加强监护、积极评价、及时发现高危征象并积极处理。

### 三、临床表现

胎儿窘迫的主要表现为胎心音改变、胎动异常、羊水胎粪污染或羊水过少,严重者胎动消失。根据临床表现,胎儿窘迫可以分为急性胎儿窘迫和慢性胎儿窘迫。急性胎儿窘迫多发生在分娩期,主要表现为胎心率加快或减慢;子宫收缩应激试验或者 OCT 出现频繁的晚期减速或变异减速;羊水胎粪污染,胎儿头皮血 pH 下降,出现酸中毒。羊水胎粪污染可以分为 3 度:Ⅰ度,羊水呈浅绿色;Ⅱ度,羊水呈黄绿色,混浊;Ⅲ度,羊水呈棕黄色,稠厚。慢性胎儿窘迫发生在妊娠末期,常延续至临产并加重,主要表现为胎动减少或消失、NST 基线平直、胎儿发育受限、胎盘功能减退、羊水胎粪污染等。

### 四、处理原则

对急性胎儿窘迫者,应积极寻找原因并及时纠正。对宫颈未完全扩张、胎儿窘迫情况不严重的产妇,给予吸氧,嘱产妇取左侧卧位,若胎心率变为正常,可继续观察;若宫口开全、胎先露部已达坐骨棘平面以下 3 cm,应尽快助产,助产妇经阴道娩出胎儿;若缩宫素使子宫收缩过强,造成胎心率减慢,应立即停止使用,继续观察,对病情紧迫或经上述处理无效者立即剖宫产结束分娩。对慢性胎儿窘迫者,应根据妊娠周数、胎儿成熟度和窘迫程度决定处理方案。首先应指导孕妇采取左侧卧位,给其间断吸氧,积极治疗并发症,密切监护病情变化。若无法改善,则应在促使胎儿成熟后迅速终止妊娠。

### 五、护理评估

#### (一)健康史

了解产妇的年龄、生育史、内科疾病史(如高血压、慢性肾炎、心脏病);了解本次妊娠经过,有无妊娠高血压综合征、胎膜早破、子宫过度膨胀;了解分娩经过,如产程延长(特别是第二产程延长)、缩宫素使用不当;了解有无胎儿畸形、胎盘功能如何。

### (二)身心状况

胎儿窘迫时,孕妇自感胎动增加或停止。在窘迫的早期可表现为胎动过频(每24小时大于20次);若缺氧未纠正或加重,则胎动转弱且次数减少,进而消失。胎儿轻微缺氧或慢性缺氧时,胎心率加快(多于每分钟160次);若长时间或严重缺氧,则胎心率减慢。若胎心率少于每分钟100次,则提示胎儿危险。胎儿窘迫时主要评估羊水量和性状。

孕产妇因胎儿的生命遭遇危险而产生焦虑,对需要手术结束分娩产生犹豫、无助感。胎儿不幸死亡的孕产妇,因其感情上受到强烈的创伤,通常会经历否认－愤怒－抑郁－接受的过程。

### (三)辅助检查

1.胎盘功能检查

出现胎儿窘迫的孕妇一般24小时尿雌三醇值急骤减少30％～40％,或于妊娠末期连续多次测定在每24小时10 mg以下。

2.胎心监测

胎动时胎心率加速不明显,基线变异率小于每分钟3次,出现晚期减速、变异减速等。

3.胎儿头皮血血气分析

pH低于7.20。

### 六、护理诊断/诊断问题

### (一)气体交换受损(胎儿)

气体交换受损(胎儿)与胎盘和子宫的血流改变有关。

### (二)焦虑

焦虑与胎儿宫内窘迫有关。

### (三)预期性悲哀

预期性悲哀与胎儿可能死亡有关。

### 七、预期目标

(1)胎儿情况改善,胎心率为每分钟120～160次。

(2)孕妇能运用有效的应对机制控制焦虑。

(3)产妇能够接受胎儿死亡的现实。

**八、护理措施**

(1)孕妇取左侧卧位,间断吸氧。护理人员应严密监测胎心变化,一般每15分钟听1次胎心或进行胎心监护,注意胎心变化。

(2)护理人员应为手术者做好术前准备,对宫口开全、胎先露部已达坐骨棘平面以下3 cm者,应助其尽快阴道分娩。

(3)护理人员应做好新生儿抢救和复苏的准备。

(4)护理人员应做好心理护理。①向孕产妇提供相关信息,包括医疗措施的目的、操作过程、预期结果及孕产妇需做的配合;将真实情况告知孕产妇,有助于其减轻焦虑,也可帮助其面对现实。必要时陪伴产妇,对产妇的疑虑给予适当的解释。②对于胎儿不幸死亡的父母亲,护理人员可安排一个远离其他婴儿和产妇的单人房间,陪伴他们或安排家人陪伴他们;鼓励其诉说悲伤,接纳其抑郁的情绪,提供支持及关怀;若他们愿意,护理人员可让他们看看死产婴儿并同意他们为死产婴儿做一些事情,包括沐浴、更衣、命名、拍照或举行丧礼,但事先应向他们描述死产婴儿的情况,使之有心理准备。护理人员可提供足印卡、床头卡等作为纪念,帮助他们使用适合自己的压力应对技巧和方法。

**九、结果评价**

(1)胎儿情况改善,胎心率为每分钟120～160次。

(2)孕妇能运用有效的应对机制来控制焦虑,叙述感受。

(3)产妇能够接受胎儿死亡的现实。

# 第七节 脐带异常

脐带异常是胎儿窘迫的首位因素,脐带是子宫-胎盘-胎儿联系的纽带,正常脐带长度为30～70 cm(平均为55 cm),是血、氧供应及代谢交换的转运站。

**一、病因**

如果脐带的结构或位置异常,可发生母儿血液循环障碍,造成胎儿宫内缺氧而窘迫,严重者可导致胎儿死亡。

## 二、临床表现

脐带异常可分为形态异常、生长异常、位置异常及脐带附着异常。形态异常如脐带扭转、打结、缠绕,生长异常如脐带过长、过短,位置异常如脐带先露、脐带脱垂。

### (一)脐带缠绕

脐带围绕胎儿颈部、四肢或躯干,称脐带缠绕,这是最为常见的脐带异常,其中,以脐带绕颈最为多见。脐带缠绕对胎儿的危害主要是缠绕过紧引起胎儿缺氧,甚至窘迫或死亡。尤其在分娩过程中,胎头下降后脐带出现相对长度不足,拉紧脐带就会阻断血液循环,或出现胎头下降困难、产程延长、胎盘早剥及子宫内翻等并发症。

### (二)脐带扭转

脐带过度扭转发生于近胎儿脐轮部,可使胎儿血运受阻。

### (三)脐带打结

脐带打结有脐带假结和脐带真结两种。脐带假结是由脐静脉迂曲,形似打结或脐血管较脐带长,血管在脐带中扭曲而引起的,对胎儿没有危害。脐带真结与胎儿活动有关,一般发生在怀孕中期,先是出现脐带绕体,后因胎儿穿过脐带套环而形成脐带真结。如果脐带真结处未拉紧则无症状,拉紧就会阻断胎儿血液循环而引起宫内窒息或胎死宫内。

### (四)脐带长度异常

脐带的正常长度为 30～70 cm,平均为 55 cm。脐带超过 80 cm 称为脐带过长,不足 30 cm 称为脐带过短。脐带过长易导致脐带缠绕、打结、脱垂,脐血管受压等。脐带过短在妊娠期常无临床征象,临产后脐带过短引起胎儿下降受阻,产程延长,或者过度牵拉使脐带及血管过紧、破裂,胎儿血液循环受阻,胎心律失常致胎儿窘迫、胎盘早剥。

### (五)单脐动脉

脐带血管中仅有一条脐动脉、一条脐静脉称为单脐动脉,临床上罕见,大多合并胎儿畸形,或胎儿在分娩过程中因脐带受压而突然死亡。

### (六)脐带先露与脐带脱垂

胎膜未破,脐带位于胎先露之前或一侧称脐带先露。胎膜已破,脐带位于胎先露与子宫下段之间称隐性脐带脱垂;脐带脱出子宫口外,降至阴道内,甚至露于外阴称脐带脱垂。胎先露与骨盆入口不衔接,存在间隙时可发生脐带脱垂。

### (七)脐带附着异常

正常情况下脐带附着于胎盘的中央或侧方,如果脐带附着于胎盘之外的胎膜上,则脐血管裸露于宫腔内,称为脐带帆状附着,这种情况在双胞胎中较多见,单胎脐带帆状附着的发生率只有1%。如果帆状血管的位置在宫体较高处,对胎儿的影响很小。在产妇分娩时牵拉脐带或娩出胎盘时脐带附着处发生断裂,使产时出血的概率变大。如果帆状血管位于子宫下段或脐血管绕过宫口,血管则容易受到压迫而发生血液循环阻断、破裂,对胎儿危害极大。

## 三、护理评估

### (一)健康史

详细了解产前检查结果,有无羊水过多、胎儿过小、胎位异常、低置胎盘等。

### (二)生理状况

**1.症状**

若脐带未受压,可无明显症状。若脐带受压,产妇自觉胎动异常甚至消失。

**2.体征**

出现频繁的变异减速,上推胎先露部及抬高臀部后恢复。胎儿缺氧严重可伴有胎心消失。对胎膜已破者,阴道检查可在胎先露旁或其前方触及脐带,甚至脐带脱出于外阴。

**3.辅助检查**

(1)产科检查:在胎先露旁或其前方触及脐带,甚至脐带脱出于外阴。

(2)胎儿电子监护:有频繁的变异减速,甚至胎心音消失。

(3)B超检查:有助于明确诊断。

### (三)心理-社会因素

评估孕产妇及其家属有无焦虑、恐慌等心理问题,评估其对脐带脱垂的认识程度及家庭支持度。

## 四、护理诊断

### (一)有胎儿窒息的危险

有胎儿窒息的危险与脐带缠绕、受压、牵拉等导致胎儿缺氧有关。

### (二)焦虑

焦虑与预感胎儿可能受到危害有关。

### (三)知识缺乏

孕妇缺乏对脐带异常的认识。

### 五、护理措施

(1)护理人员应告知孕妇密切注意子宫收缩、胎动等情况。有胎位不正、骨盆异常、低置胎盘、胎儿过小等情况的孕妇,如果发现12小时内胎动数<10次,或逐日下降50%而不能复原,说明胎儿宫内窘迫,应立即就诊。B超检查结合电子监护观察胎心变化可以确诊大部分脐带异常的情况。如果经阴道检查在前羊膜囊内摸到搏动的、手指粗的索状物,其搏动频率与胎心率一致而与孕妇的脉率不一致,则可以诊断为脐带先露。此时胎心大多已有明显异常,出现胎动突然频繁增强、胎心率明显减速等。

(2)存在脐带异常的孕妇在分娩前一般不会出现特殊不适,但孕妇在得知有关胎儿的异常情况时,会紧张、担心。护理人员应该及时、准确地将脐带异常的相关知识告知孕妇,并注意安慰孕妇。发现早期的脐带异常,如单纯的脐带过长、过短、缠绕、扭转,如未引起宫内窘迫,护理人员应向孕妇讲明可以通过改变体位进行纠正。

(3)护理人员应嘱孕妇注意卧床休息,一般以左侧卧位为主,把床头抬高15°,以缓解膨大的子宫对下腔静脉的压迫,增加胎盘血供,改善胎盘循环。有时改变体位还能减少脐带受压。护理人员可根据情况给予低流量吸氧,通过胎儿电子监护仪观察胎儿的宫内变化,结合胎动计数,必要时行胎儿生物物理评分,这样能较早发现隐性胎儿宫内窘迫。

(4)妊娠晚期,孕妇因脐带异常而不能继续妊娠时,护理人员应协助医师做好待产准备。护理人员对于临产的产妇要密切观察产程进展,根据医师要求做好阴道助产或剖宫产的准备;对于脐带脱垂或宫内窘迫严重的胎儿应做好新生儿窒息抢救准备。

# 第八章 儿科护理

## 第一节 小儿惊厥

惊厥的病理生理基础是脑神经元的异常放电和过度兴奋。惊厥是由多种原因所致的大脑神经元暂时性功能紊乱的一种表现。惊厥发作时全身或局部肌群突然发生阵挛或强直性收缩,多伴有不同程度的意识障碍。惊厥是小儿常见的急症,有 5%～6% 的小儿发生过高热惊厥。

### 一、病因

小儿惊厥可由众多因素引起,凡能造成脑神经元兴奋性功能紊乱的因素(如脑缺氧、缺血、低血糖、脑炎症、水肿、中毒变性、坏死)均可导致惊厥的发生。其病因可归纳为以下几类。

#### (一)感染性疾病

1.颅内感染性疾病

该类疾病包括细菌性脑膜炎、脑血管炎、颅内静脉窦炎、病毒性脑炎、脑膜脑炎、脑寄生虫病、各种真菌性脑膜炎。

2.颅外感染性疾病

该类疾病包括呼吸系统感染性疾病、消化系统感染性疾病、泌尿系统感染性疾病、全身性感染性疾病、某些传染病、感染性病毒性脑病、脑病合并内脏脂肪变性综合征。

#### (二)非感染性疾病

1.颅内非感染性疾病

该类疾病包括癫痫、颅内创伤、颅内出血、颅内占位性病变、中枢神经系统畸形、脑血管病、神经皮肤综合征、中枢神经系统脱髓鞘病和变性疾病。

**2.颅外非感染性疾病**

(1)中毒:如氰化钠、铅、汞中毒,急性乙醇中毒及各种药物中毒。

(2)缺氧:如新生儿窒息、溺水、麻醉意外、一氧化碳中毒、心源性脑缺血综合征等。

(3)先天性代谢异常疾病:如苯丙酮尿症、黏多糖病、半乳糖血症、肝豆状核变性、尼曼-匹克病。

(4)水、电解质紊乱及酸碱失衡:如低钙血症、低钠血症、高钠血症及严重代谢性酸中毒。

(5)全身及其他系统疾病并发症:如系统性红斑狼疮、风湿病、肾性高血压脑病、尿毒症、肝昏迷、糖尿病、低血糖、胆红素脑病。

(6)维生素缺乏症:如维生素 $B_6$ 缺乏症、维生素 $B_6$ 依赖综合征、维生素 $B_1$ 缺乏性脑病。

## 二、临床表现

### (一)惊厥发作形式

**1.强直-阵挛发作**

患儿在惊厥发作时突然意识丧失,摔倒,全身强直,呼吸暂停,角弓反张,牙关紧闭,面色青紫,持续 10～20 秒,转入阵挛期;不同肌群交替收缩,致肢体及躯干有节律地抽动,口吐白沫(若咬破舌头可吐血沫)。患儿呼吸恢复,但不规则,数分钟后肌肉松弛而缓解,可有尿失禁,然后入睡,醒后可有头痛、疲乏,对发作不能回忆。

**2.肌阵挛发作**

肌阵挛发作是由肢体或躯干的某些肌群突然收缩(或称电击样抽动),表现为头、颈、躯干或某个肢体快速抽搐。

**3.强直发作**

强直发作表现为肌肉突然强直性收缩,肢体可固定在某种不自然的位置,持续数秒钟,躯干四肢姿势可不对称,有强直表情,眼及头偏向一侧,睁眼或闭眼,瞳孔散大,可伴呼吸暂停、意识丧失。发作后意识较快恢复,不出现发作后嗜睡。

**4.阵挛性发作**

阵挛性发作时全身性肌肉抽动,左右可不对称,肌张力可升高或降低,有短暂意识丧失。

5.限局性运动性发作

发作时无意识丧失,常表现为下列形式。

(1)某个肢体或面部抽搐:口、眼、手指对应的脑皮质运动区的面积大,因而这些部位易受累。

(2)杰克逊(Jackson)癫痫发作:发作时大脑皮质运动区异常放电灶逐渐扩展到相邻的皮质区。抽搐也按皮质运动区对躯干支配的顺序扩展:面部→手→前臂→上肢→躯干→下肢。若进一步发展,可成为全身性抽搐,此时可有意识丧失。杰克逊癫痫发作常提示颅内有器质性病变。

(3)旋转性发作:发作时头和眼转向一侧,躯干也随之强直性旋转,或一侧上肢上举,另一侧上肢伸直,躯干扭转等。

6.新生儿轻微惊厥

新生儿轻微惊厥是新生儿期常见的一种惊厥形式。发作时新生儿呼吸暂停,两眼斜视,眼睑抽搐,有频频的眨眼动作,伴流涎、吸吮或咀嚼样动作,有时还出现上肢下肢类似游泳或蹬自行车样的动作。

**(二)惊厥的伴随症状及体征**

1.发热

发热为小儿惊厥最常见的伴随症状。例如,单纯性或复杂性高热惊厥患儿,于惊厥发作前均有 38.5 ℃甚至 40 ℃以上高热。由上呼吸道感染引起者,还可有咳嗽、流涕、咽痛、咽部出血、扁桃体肿大等表现。如惊厥为其他器官或系统感染所致,绝大多数患儿有发热及其相关的症状和体征。

2.头痛及呕吐

头痛为小儿惊厥常见的伴随症状。年长儿能正确叙述头痛的部位、性质和程度,婴儿常表现为烦躁、哭闹、摇头、抓耳或拍打头部。患儿多伴有频繁的喷射状呕吐,常见于颅内疾病及全身性疾病,如各种脑膜炎、脑炎、中毒性脑病、瑞氏综合征,颅内占位性病变。患儿还可出现程度不等的意识障碍,颈项抵抗,前囟饱满,脑神经麻痹,肌张力升高或减弱,克氏征、布鲁津斯基征及巴宾斯基征呈阳性。

3.腹泻

重度腹泻病可导致水、电解质紊乱及酸碱失衡,出现严重低钠血症或高钠血症,低钙血症、低镁血症。补液不当造成水中毒,也可出现惊厥。

4.黄疸

当出现胆红素脑病时,不仅皮肤、巩膜高度黄染,还可有频繁性惊厥。重症肝炎患儿肝衰竭,出现惊厥前可见到明显黄疸。在瑞氏综合征、肝豆状核变性等的病程中,均可出现黄疸,此类疾病初期或中末期均能出现惊厥。

5.水肿、少尿

各类肾炎或肾病为儿童时期常见多发病。水肿、少尿为该类疾病的首起表现。当部分患儿出现急性、慢性肾衰竭或肾性高血压脑病时,可有惊厥。

6.智力低下

常见于新生儿窒息所致缺氧、缺血性脑病,颅内出血患儿,病初即有频繁惊厥,其后有不同程度的智力低下。智力低下也见于先天性代谢异常疾病患儿,如未经及时、正确治疗的苯丙酮尿症、枫糖尿症患儿。

### 三、诊断依据

#### (一)病史

了解惊厥的发作形式、持续时间、伴随症状、诱发因素及有关的家族史,了解患儿有无意识丧失。

#### (二)体检

给患儿做全面的体格检查,尤其是神经系统的检查,检查神志、头颅、头围、囟门、颅缝、脑神经、瞳孔、眼底、颈抵抗、病理反射、肌力、肌张力、四肢活动等。

#### (三)实验室及其他检查

1.血尿粪常规

血白细胞数显著升高,通常提示细菌感染。血红蛋白含量很低,网织红细胞数升高,提示急性溶血。尿蛋白含量升高,提示肾炎或肾盂肾炎。粪便镜检可以排除痢疾。

2.血生化等检验

除常规查肝功能、肾功能、电解质外,还应根据病情选择有关检验。

3.脑脊液检查

对疑有颅内病变的惊厥患儿,应做脑脊液常规、生化、培养或有关的特殊化验。

4.脑电图

阳性率可达 $80\% \sim 90\%$。小儿惊厥患儿的脑电图上可表现为阵发性棘波、尖波、棘慢波、多棘慢波等多种波型。

5.CT 检查

对疑有颅内器质性病变的惊厥患儿,应做脑 CT 扫描。高密度影见于钙化灶、出血灶、血肿及某些肿瘤;低密度影常见于水肿、脑软化、脑脓肿、脱髓鞘病变及某些肿瘤。

**6.MRI 检查**

MRI 对脑、脊髓结构异常反映较 CT 更敏捷,能更准确地反映脑内病灶。

**7.单光子反射计算机体层成像(SPECT)**

SPECT 可显示脑内不同断面的核素分布图像,对癫痫病灶、肿瘤定位及脑血管疾病提供诊断依据。

## 四、治疗

### (一)止惊治疗

**1.地西泮**

每次 0.25～0.5 mg/kg,最大剂量为 10 mg,缓慢静脉注射,1 分钟不多于 1 mg。必要时可在 15～30 分钟后重复静脉注射一次。之后可口服维持。

**2.苯巴比妥钠**

新生儿的首次剂量为 15～20 mg,给药方式为静脉注射。维持量为 3～5 mg/(kg·d)。婴儿、儿童的首次剂量为 5～10 mg/kg,给药方式为静脉注射或肌内注射,维持量为 5～8 mg/(kg·d)。

**3.水合氯醛**

每次 50 mg/kg,加水稀释成 5%～10% 的溶液,保留灌肠。惊厥停止后改用其他止惊药维持。

**4.氯丙嗪**

剂量为每次 1～2 mg/kg,静脉注射或肌内注射,2～3 小时后可重复 1 次。

**5.苯妥英钠**

每次 5～10 mg/kg,肌内注射或静脉注射。遇到癫痫持续状态时,可给予 15～20 mg/kg,速度不超过 1 mg/(kg·min)。

**6.硫苯妥钠**

该药有催眠作用,大剂量有麻醉作用。每次 10～20 mg/kg,稀释成 2.5% 的溶液,肌内注射。也可缓慢静脉注射,边注射边观察,惊厥停止即停止注射。

### (二)降温处理

**1.物理降温**

可用 30%～50% 乙醇擦浴。在患儿的头部、颈、腋下、腹股沟等处放置冰袋,也可用冷盐水灌肠。可用低于体温 3～4 ℃的温水擦浴。

## 2.药物降温

一般用安乃近,每次 5～10 mg/kg,肌内注射。也可用其滴鼻,对＞3 岁的患儿,每次滴2～4滴。

### (三)降低颅内压

惊厥持续发作引起脑缺氧、缺血,易导致脑水肿;如惊厥由颅内感染引起,疾病本身即有脑组织充血、水肿,颅内压增高,因而应及时降低颅内压。常用 20% 的甘露醇溶液,每次 5～10 mL/kg,静脉注射或快速静脉滴注(10 mL/min),6～8 小时重复使用。

### (四)纠正酸中毒

惊厥频繁或持续发作过久,可导致代谢性酸中毒,如果血气分析发现血 pH ＜7.2,BE(碱剩余)为 15 mmol/L,可用 5% 碳酸氢钠 3～5 mL/kg,稀释成 1.4% 的等张溶液,静脉滴注。

### (五)病因治疗

对惊厥患儿应通过了解病史、全面体检及必要的化验检查,争取尽快地明确病因,给予相应治疗。对可能反复发作的病例,还应制订预防复发的措施。

## 五、护理

### (一)护理诊断

(1)有窒息的危险。

(2)有受伤的危险。

(3)潜在并发症有脑水肿、酸中毒、呼吸系统衰竭、循环系统衰竭。

(4)患儿家长缺乏关于该病的知识。

### (二)护理目标

(1)患儿不发生误吸或窒息。

(2)患儿未发生并发症。

(3)患儿家长情绪稳定,能掌握止痉、降温等应急措施。

### (三)护理措施

#### 1.一般护理

(1)护理人员应将患儿平放于床上,取头侧位。保持安静,治疗操作应尽量集中进行,动作轻柔、敏捷,禁止一切不必要的刺激。

（2）护理人员应把患儿的头侧向一边，及时清除呼吸道分泌物；对发绀的患儿供给氧气；患儿窒息时施行人工呼吸。

（3）物理降温可用沾有温水或冷水的毛巾湿敷额头，每5～10分钟更换1次毛巾，必要时把冰袋放在额部或枕部。

（4）护理人员应注意患儿的安全，预防损伤，清理好周围物品，防止患儿坠床和碰伤。

（5）护理人员应协助做好各项检查，及时明确病因；根据病情需要，于惊厥停止后，配合医师做血糖、血钙、腰椎穿刺、血气分析及血电解质等针对性检查。

（6）护理人员应保持患儿的皮肤清洁、干燥，衣、被、床单清洁、干燥、平整，以防皮肤感染及压疮的发生。

（7）护理人员应关心、体贴患儿，熟练、准确地操作，以取得患儿的信任，消除其恐惧心理；说服患儿及家长主动配合各项检查及治疗，使诊疗工作顺利进行。

2.临床观察内容

（1）惊厥发作时，护理人员应观察惊厥患儿抽搐的时间和部位，有无其他伴随症状。

（2）护理人员应观察病情变化，尤其随时观察呼吸、面色、脉搏、血压、心音、心率、瞳孔大小、对光反射等重要的生命体征，如发现异常，及时通报医师，以便采取紧急抢救措施。

（3）护理人员应观察体温变化，如患儿有高热，及时做好物理降温及药物降温；如体温正常，应注意为患儿保暖。

3.药物观察内容

（1）护理人员应观察止惊药物的疗效。

（2）使用地西泮、苯巴比妥钠等止惊药物时，护理人员应注意观察患儿呼吸及血压的变化。

4.预见性观察

若惊厥持续时间长，频繁发作，护理人员应警惕有脑水肿、颅内压增高。收缩压升高，脉率减慢，呼吸节律慢而不规则，则提示颅内压增高。如未及时处理，可进一步发生脑疝，表现为瞳孔不等大、对光反射消失、昏迷加重、呼吸节律不整甚至呼吸骤停。

**六、康复与健康指导**

（1）护理人员应做好患儿的病情观察，准备好急救物品，教会家长正确的退热方法,提高家长的急救技能。

(2)护理人员应加强患儿营养与体育锻炼,做好基础护理等。

(3)护理人员应向家长详细交代患儿的病情、惊厥的病因和诱因,指导家长掌握预防惊厥的方法。

# 第二节　小儿病毒性脑炎和脑膜炎

病毒性脑炎和脑膜炎是由病毒引起的中枢神经系统感染性疾病。由乙型脑炎病毒引起的病毒性脑炎好发于 10 岁以下儿童,在夏季、秋季流行,称为流行性乙型脑炎。其他常见病毒包括柯萨奇病毒、埃可病毒、单纯疱疹病毒、腺病毒、腮腺炎病毒和淋巴细胞性脉络丛脑膜炎病毒等。病毒性脑炎常呈弥漫性脑实质病变,也可呈局灶性病变(又称局灶性脑炎);病毒性脑膜炎则以软脑膜病变为主。

## 一、临床表现

病情轻重程度差异较大,与神经系统受累部位、病毒致病力强弱、患儿的免疫反应等因素有关。

### (一)前驱症状或伴随症状

前驱症状多表现为呼吸道或消化道症状,如咽痛、咳嗽、呕吐、腹泻、食欲缺乏。某些病毒感染可伴特殊表现。例如,腮腺炎病毒感染时腮腺肿大,埃可病毒和柯萨奇病毒感染时常有皮肤斑丘疹或黏膜疹,单纯疱疹病毒感染时可有皮肤黏膜疱疹。

### (二)发热

发热一般为低等至中等程度发热。流行性乙型脑炎常急性发病,出现高热或超高热。

### (三)脑炎的表现

1.意识障碍

发生意识障碍(或称脑症状),轻者反应淡漠、迟钝或烦躁、嗜睡;重者出现谵妄、昏迷。

2.惊厥

惊厥可为局限性、全身性或持续性的。

3.颅内压增高症

(1)年长儿持续性头痛及频繁呕吐,婴儿常表现为易激惹、烦躁、尖叫或双眼凝视。该病常伴不同程度的意识障碍。

(2)四肢肌张力升高或出现强直(去大脑强直:伸性强直和痉挛,角弓反张;去皮质强直:一侧或双侧上肢痉挛伴屈曲状,下肢伸性痉挛)。

(3)血压升高,脉搏减慢,呼吸不规则甚至暂停。

(4)婴儿前囟隆起、张力升高,继而颅缝分离,头围和前囟增大。

(5)视盘水肿,但在急性颅内压增高时常缺如,在婴儿中少见。

(6)意识障碍、瞳孔扩大、血压升高伴缓脉三联征提示为颅内压增高危象,常为脑疝的前兆。

4.锥体束征阳性

巴氏征阳性。

5.局限性脑症状

局限性脑症状与受累部位有关。

(1)脑干受损:呼吸改变,脑神经麻痹,瞳孔变化。

(2)基底核受损:震颤,多动,肌张力改变。

(3)小脑受损:共济失调。

(4)额叶受损:精神行为异常,运动性失语。

(5)颞叶受损:中枢性失聪。

(6)枕叶受损:中枢性失明。

(7)脑皮质运动功能区受损:中枢性单侧或单肢瘫痪。

**(四)脑膜炎的表现**

(1)有头痛、呕吐等颅内压增高的表现。

(2)脑膜刺激征:颈强直、克氏征和布氏征阳性。

(3)惊厥少见,意识障碍比较轻微。

**二、实验室检查**

**(一)脑脊液常规检查**

脑脊液外观多清亮,偶尔微微混浊,蛋白质含量正常或轻度升高,细胞计数为$(0\sim500)\times10^6/L$,早期以中性粒细胞为主,但很快转为以淋巴细胞为主,糖和氯化物含量正常,脑脊液培养,无细菌生长。

**(二)病原学检查**

将脑脊液送去做病毒分离。应用分子生物学技术(如聚合酶链反应)检测脑脊液中相应病毒的基因。

**(三)其他检查**

1.脑电图检查

脑炎早期即有脑电图改变,出现弥漫性或局限性慢波,也可见尖波、棘波、尖慢复合波或棘慢复合波。

2.影像学检查

头颅CT检查可发现脑水肿、脑软化灶、脑膜炎等。

## 三、治疗

**(一)抗病毒治疗**

对某些病毒感染可选用相应抗病毒药物。例如,对单纯疱疹病毒引起的脑炎可用阿昔洛韦,推荐剂量:每次 10～15 mg/kg,静脉滴注,8 小时 1 次,共用 14～21 天。

**(二)一般治疗**

(1)重症监护。

(2)对昏迷的患儿防止痰阻。患儿尿潴留时辅助其排尿。

(3)患儿需要补充的液体量为 30～60 mL/(kg·d),总张力为 1/5～1/4 N。对重症脑炎患儿在补液 12 小时左右可给予清蛋白 0.5～1.0 g/kg,最大量为每次 25 g;或给予血浆,对贫血患儿给全血,每次 10 mL/kg,以增加血浆胶体渗透压,维持组织脱水。

(4)保证热量供给,维持电解质、酸碱平衡。

**(三)恢复期及康复治疗**

在恢复期可选用促进脑细胞代谢药,如脑活素。脑炎患儿易遗留各种神经系统后遗症,应及时予以相应康复治疗。

## 四、护理措施

**(一)休息与运动**

患儿在急性期要卧床休息,在缓解期和恢复期可做床上被动运动或床边活动。

### (二)饮食护理

护理人员应给予患儿高热量、高蛋白质、高维生素、易消化的清淡流质或半流质,保证能量供给,维持水、电解质平衡。根据患儿的意识状态及年龄,护理人员应采取适宜的营养供给方式,对经口进食者避免呛咳及呕吐,对鼻饲者按鼻饲护理常规操作,对应用静脉营养者按静脉输液常规操作。

### (三)用药护理

静脉用药时,护理人员应根据患儿的年龄、病情及药物性质调整合适的输液速度,必要时使用输液泵控制速度;静脉应用甘露醇时要快速滴入,把250 mL 20%的甘露醇在50分钟内静脉输入完毕,避免药物外渗。护理人员应注意观察抗惊厥发作和抗病毒等药物的不良反应。

### (四)心理护理

护理人员应加强沟通,解除患儿及其家长的焦虑及恐惧情绪,增强患儿战胜疾病的信心和对治疗护理的依从性。

### (五)病情观察与护理

护理人员应监测患儿生命体征的变化,观察患儿神志、囟门、瞳孔的改变,警惕惊厥、脑水肿、脑疝及呼吸衰竭等的发生,备齐抢救药品及器械,加强巡视、密切观察、详细记录,以便及早发现,给予急救处理。

### (六)健康教育

(1)护理人员应给患儿做身体按摩和被动功能训练,而后让患儿逐渐下床活动。

(2)护理人员应指导患儿遵医嘱服药。

(3)护理人员应向患儿及其家长讲解关于疾病治疗、护理的知识以及影响预后的相关因素,提高患儿及其家长对治疗护理的依从性,帮助患儿及其家长树立战胜疾病的信心。

(4)有肢体瘫痪的患儿应保持肢体功能位,及早进行肌肉按摩和被动功能训练以促进康复。护理人员应指导家长协助有语言障碍的患儿进行语言训练。

(5)患儿应遵医嘱定期复查脑电图,一旦出现头痛、呕吐、惊厥等症状及早就医,以免延误病情。

# 第三节 小儿急性颅内压增高症及脑疝

急性颅内压增高症是一种常见的神经系统危急综合征。该病急性起病,小儿取侧卧位时颅内压力超过 1.96 kPa。当颅内压力不平衡时,部分脑组织可由压力较高处通过解剖上的裂隙或孔道向压力低处移位,形成脑疝。引起颅内压增高的常见原因有以下几种。①脑组织体积增大:如颅内占位病变、脑炎、脑水肿。②脑血量增多:如缺氧时脑血管扩张,高血压脑病时脑灌注压升高,心力衰竭时静脉回流受阻。③脑脊液生成增多导致良性颅内压增高、脑脊液循环梗阻。

## 一、临床表现

### (一)头痛

头痛是颅内压增高的主要症状,常最先出现,有时是唯一症状。头痛呈持续性或间歇性,多在清晨起床时明显,可因咳嗽、用力等动作而加重。头痛通常为弥漫性,但以额部或枕部疼痛较为明显。婴儿不能诉述头痛,常表现为阵发性哭闹、撞头或尖叫等。

### (二)呕吐

呕吐常在清晨空腹时或剧烈头痛时伴发,一般不伴恶心,且与饮食无关,多呈喷射性呕吐。

### (三)眼底变化

眼底出现眼静脉淤血、视网膜水肿、视盘水肿、视盘出血等变化。

### (四)展神经麻痹及复视

展神经在颅底行走较长,颅内压增高时易受压而发生单侧或双侧不全麻痹,出现复视。

### (五)惊厥

惊厥多在颅内压增高后期出现,但急性颅内压增高者也可出现频繁的抽搐发作。

### (六)意识障碍

患儿可出现不同程度的意识障碍,如烦躁不安或淡漠、迟钝,继而嗜睡甚至昏迷。

### (七)瞳孔变化

早期瞳孔可缩小或忽大忽小。如瞳孔由大变小,最后固定不变,说明已有脑干受损。婴儿前囟未闭,颅缝分离,代偿能力较强,因此颅内压增高症状可不明显。小婴儿可见头颅增大,并出现落日征。

### (八)疝的部位

脑疝的临床表现与疝的部位有关。

#### 1.小脑幕切迹疝

颞叶的沟回疝入小脑幕切迹。临床特征:①除出现颅内压增高症状外,还常伴有意识障碍,甚至昏迷。②受压侧的瞳孔扩大,对光反射迟钝或消失,眼睑下垂。③可有颈项强直。④呼吸不规则。⑤受压对侧肢体呈中枢性瘫痪。⑥脑疝严重时,可引起血压、脉搏、呼吸等生命体征的紊乱。

#### 2.颅后窝占位性病变

小脑蚓体的上部及小脑前叶可逆行向上疝入小脑幕切迹,称为小脑幕切迹上疝。患儿可出现四叠体受压表现,两侧上睑下垂,两眼上视障碍,双瞳孔等大但对光反射消失,可有不同程度的意识障碍。

#### 3.枕骨大孔疝

小脑扁桃体及邻近的小脑组织向下疝入枕骨大孔,延髓也有不同程度的下移和受压。缓慢形成枕骨大孔疝的患儿初期可因颈脊神经受牵压,后颈部疼痛加重,甚至可出现吞咽困难、饮水呛咳、锥体束征阳性,急性患儿可突然发生呼吸停止、血压下降、心率缓慢,最终死亡。

## 二、特殊检查

### (一)脑电图检查

颅内压增高时,脑电图显示弥漫性对称高波幅慢节律。

### (二)头颅 X 线平片检查

慢性颅内压增高时可见囟门扩大,颅缝裂开,脑回压迹(即指压痕)增多、变深,颅骨变薄,蝶鞍扩大,后床突脱钙等。

### (三)头颅 B 超检查

婴儿前囟未闭,可进行该检查。

### (四)CT 及 MRI 检查

CT 及 MRI 检查可发现有无脑水肿,了解脑室大小,有无出血或占位病变。

### 三、腰椎穿刺

出现颅内压增高时,应避免或暂缓进行腰椎穿刺,以免引起脑疝。如必须做腰椎穿刺,可应用小号针头缓慢、间歇地放出少量的脑脊液,穿刺后去枕并抬高下肢至少 12 小时。

### 四、治疗

#### (一)病因治疗

尽快查明病因,针对病因积极进行治疗。

#### (二)一般治疗

(1)患儿必须卧床休息。护理人员应密切观察患儿的意识状态、瞳孔、脉搏、呼吸及血压的变化。

(2)保持头部高位(15°～30°)以利于颈内静脉回流,减少头部充血。

(3)控制液体入量,保持最低需要量。按 $1\ 000\ mL/(m^2 \cdot d)$ 计算,一般以达到轻度脱水为宜。应用 1/5～1/3 张含钠溶液,维持电解质及酸碱平衡。

(4)护理人员应保持健儿的呼吸道通畅,给予湿化的氧气吸入。为保持呼吸道通畅,对昏迷患儿可行气管插管或气管切开术。

(5)护理人员应让患儿保持安静,避免用力咳嗽或用力排便。

#### (三)降低颅内压

(1)甘露醇:常为首选。20％的甘露醇每次 0.5～1.0 g/kg,静脉推注或快速静脉滴注,每 4～6 小时重复一次,用药后 5～15 分钟颅内压开始下降,2～3 小时颅内压降至最低水平,其降压率为 50％左右,可维持 4～6 小时。脑疝出现时可用较大剂量,每次 1.5～2.0 g/kg。

(2)甘油制剂:10％的甘油生理盐水注射液或 10％的甘油果糖注射液(在前者中加 5％果糖配制而成),静脉滴注,对成人每次 250～500 mL,250 mL 静脉滴注时间为 1～1.5 小时,每天 1～2 次;对儿童根据年龄与症状酌情使用。该药用于降低颅内压,起效较慢,持续时间较长,较少发生反跳。常与甘露醇间隔使用。

(3)呋塞米:可与脱水药同时应用。剂量为每次 1～2 mg/kg,肌内或静脉注射,每天 2～6 次。

(4)常用的肾上腺皮质激素如下。

地塞米松:抗脑水肿作用强,每次 0.25～0.5 mg/kg,每 6 小时 1 次,用药后 12～36 小时见效,4～5 天达最高峰。

氢化可的松:该药的脱水作用虽较地塞米松弱,但其作用较迅速,对于急性患儿可配合地塞米松应用,每天1～2 次。

(5)过度通气,维持 $PaO_2$ 12.0～20.0 kPa(90～150 mmHg),$PaCO_2$ 3.3～4.0 kPa(25～30 mmHg),pH 7.5 左右,可减低颅内压。

(6)侧脑室持续外引流可迅速降低颅内压,常在颅内高压危象和脑疝时采用。

**五、护理措施**

**(一)避免颅内压增高加重**

护理人员应让患儿保持绝对安静,避免躁动、剧烈咳嗽;尽可能集中进行检查和治疗;护理患儿时要动作轻柔,不要猛力转动患儿的头部和翻身;抬高床头 30°左右,使患儿的头部处于正中位以利于颅内血液回流。疑有脑疝时以平卧位为宜,但要保证气道通畅。

**(二)呼吸道管理**

护理人员应根据病情选择不同方式供氧,保持患儿的呼吸道通畅,及时清除呼吸道分泌物,以保证血氧分压维持在正常范围。护理人员应备好呼吸器,必要时人工辅助通气。

**(三)用药护理**

护理人员应按医嘱要求调整输液速度,按时应用脱水药、利尿药等以减轻水肿。使用镇静药时静脉滴注的速度宜慢,以免发生呼吸抑制。护理人员应注意观察药物的疗效及不良反应。

**(四)病情观察**

护理人员应严密观察患儿的病情变化,定时监测生命体征、瞳孔、肌张力、意识状态等。若患儿发生脑疝,护理人员应立即通知医师并配合抢救。

**(五)减轻头痛**

护理人员应关心患儿并采取轻抚、按摩、心理暗示等措施帮助患儿,分散其注意力。护理人员应正确用药,观察用药反应。

### (六)健康教育

护理人员应向家长及患儿解释保持安静的重要性及抬高头肩部的意义,取得配合;让患儿避免剧烈咳嗽和便秘;根据原发病的特点,做好相应指导。

# 第四节　小儿充血性心力衰竭

充血性心力衰竭(congestive heart failure,CHF)是指在回心血量充足的前提下,心搏出量不能满足周身循环和组织代谢的需要而出现的一种病理生理状态。小儿时期 1 岁内发病率最高,尤以先天性心脏病引起者最多见。病毒性或中毒性心肌炎、心内膜弹力纤维增生症、心肌糖原累积症为重要原因。只要能积极治疗病因,大部分该病患儿能得到根治,但如果多次发作,则预后极差。

## 一、临床特点

### (一)症状与体征

(1)安静时心率加快,婴儿的心率大于每分钟 180 次,幼儿的心率大于每分钟 160 次,这不能用发热或缺氧来解释。

(2)患儿呼吸困难,面色青紫突然加重,安静时呼吸频率大于每分钟 60 次。

(3)肝脏肿大超过肋下 2 cm 以上,或在短时间内较之前增大 1.5 cm 以上,而不能以横膈下移等原因解释。

(4)心音明显低钝或出现奔马律。

(5)患儿突然烦躁不安、面色苍白或发灰,而不能用原有疾病解释。

(6)患儿尿少,下肢水肿,已排除营养不良、肾炎、B 族维生素缺乏等病因。

### (二)心功能分级与心力衰竭分度

Ⅰ级:患儿的体力活动不受限制。

Ⅱ级:进行较重劳动时患儿出现症状。

Ⅲ级:进行轻微劳动时患儿即有明显症状,活动明显受限。

Ⅳ级:在休息状态患儿往往呼吸困难或肝脏肿大,完全丧失活动能力。

Ⅰ级无心力衰竭,Ⅱ级、Ⅲ级、Ⅳ级分别有Ⅰ、Ⅱ、Ⅲ度心力衰竭。

**(三)辅助检查**

(1)X线检查:心影多呈普遍性扩大,搏动减弱,肺纹理增多,肺部淤血。

(2)心电图:左心室和右心室肥厚、劳损。

(3)超声心电图:可见心房和心室腔扩大,M型超声显示心室收缩时间延长,射血分数降低。

## 二、护理评估

**(一)健康史**

询问患儿的基础疾病及发病的过程(诱因,症状出现的时间、程度等)。

**(二)症状、体征**

测量生命体征,观察患儿的面色,听诊心率、心律,评估患儿左心和右心衰竭的程度、心功能级别。

**(三)社会、心理**

评估家长及年长儿对疾病的了解程度及心理活动类型。

**(四)辅助检查**

了解X线、心电图、超声心动图、血气分析等检查的结果。

## 三、常见护理问题

**(一)心排血量减少**

心排血量减少与心肌收缩力降低有关。

**(二)气体交换受损**

气体交换受损与肺循环淤血有关。

**(三)体液过多**

体液过多与心功能降低、微循环淤血、肾灌注不足、排尿减少有关。

**(四)恐惧**

恐惧与疾病的危险程度及环境改变有关。

## 四、护理措施

**(一)休息**

护理人员应保持病房安静舒适;宜给患儿取半坐卧位或怀抱患儿,使横膈下降,有利于呼吸运动。休息以心力衰竭程度而定：Ⅰ度心力衰竭的患儿可起床活动,增加休息时间；Ⅱ度心力衰竭的患儿其应限制活动,延长卧床休息时间；Ⅲ度心力衰竭的患儿须绝对卧床休息。避免婴儿剧烈哭闹,以免加重其心脏负担。

**(二)饮食**

患儿应进食高维生素、高热量、少油、富含钾和镁、含有适量纤维素的食物,少食多餐,避免进食刺激性食物。轻者可进少盐饮食(指每天饮食中钠盐不超过0.5 g)。重者进无盐饮食(即在烹调食物时不加食盐或其他含盐食物)。保持大便通畅。

**(三)吸氧**

护理人员应给呼吸困难、发绀、有低氧血症者供氧；患儿有急性肺水肿时,可用20％～30％乙醇替代湿化瓶中的水,让患儿间歇吸入,每次10～20分钟,间隔15～30分钟,重复1～2次。

**(四)病情观察**

(1)护理人员应及时发现早期心力衰竭的临床表现,如发现患儿心率加快、乏力、尿量减少、心尖部闻及奔马律,应及时与医师联系；患儿一旦出现急性肺水肿征兆,应及时抢救。

(2)护理人员应监测患儿的心率、心律、呼吸、血压。

(3)护理人员应控制输液速度和浓度。静脉输液的速度以＜5 mL/(kg·h)为宜。

(4)护理人员应记录患儿的24小时出入量,按时测量体重。

**(五)合理用药,观察药物作用**

(1)给患儿服用洋地黄类药物前两人核对姓名、药物、剂量、用法、时间,并测心率,如新生儿的心率小于每分钟120次,婴儿的心率小于每分钟100次,幼儿的心率小于每分钟80次,学龄儿童的心率小于每分钟60次,应停用该类药物并报告医师。

(2)护理人员应观察洋地黄类药物的毒性反应。患儿服药期间如果有恶心、呕吐、食欲减退、心率减慢、心律失常、嗜睡等,护理人员应报告医师,及时停用洋地黄类药物。

(3)如果用洋地黄制剂的同时需要应用钙剂,二者的使用应间隔4～6小时。

**(六)心理护理**

护理人员应根据患儿的心理特点采用相应的对策,主动与患儿沟通,给予安慰、鼓励,取得合作,避免患儿抗拒哭闹,加重心脏负担。

**(七)健康教育**

(1)护理人员应宣传有关疾病的防治与急救知识。

(2)护理人员应鼓励患儿积极治疗原发病,避免诱因(如感染、劳累、情绪激动)。

(3)护理人员应教患儿家长使用洋地黄制剂期间不能用钙剂;若患儿出现胃肠道反应、头晕应立即告诉护理人员;应用利尿剂期间应给患儿补充含钾丰富的食物(如香蕉)。

**五、出院指导**

(1)给患儿适当安排休息,避免其情绪激动和过度活动。

(2)给患儿提供高维生素、高热量、低盐、易消化的食物。让患儿少食多餐。耐心喂养,给小婴儿选择大小适宜的奶嘴。

(3)根据气候变化及时给患儿增、减衣服,防止其受凉、感冒。

(4)如果患儿需使用洋地黄制剂、血管扩张剂、利尿剂,护理人员应向家长详细介绍所用药物的名称、剂量、给药时间和方法,并使其掌握疗效和不良反应。患儿出现不良反应时应及时就医。

(5)带患儿定期复查。

# 第五节　小儿原发性心肌病

原发性心肌病是指病因不明、病变局限于心肌的一组疾病。依据临床和病理改变可分为扩张型心肌病、肥厚型心肌病、限制型心肌病,以前两类常见。临床上以缓慢进展的心脏增大、心律失常及心功能不全为主要表现。病因尚不清楚,可能与遗传因素、免疫因素及感染因素有关,个别柯萨奇病毒所致心肌炎可转化为心肌病。该病的预后不良,患儿常并发心力衰竭而死亡。

**一、临床特点**

**(一)扩张型心肌病**

扩张型心肌病(dilated cardiomyopathy,DCM)又称充血型心肌病

(congestive cardiomyopathy,CCM),主要表现为慢性充血性心力衰竭。

**1.症状与体征**

较大儿童表现为乏力,食欲减退,不爱活动,腹痛,活动后呼吸困难、心动过速,尿少,水肿。婴儿出现喂养困难、体重不增、吮奶时呼吸困难、多汗、烦躁不安、食量减少。约10%的患儿会发生晕厥。体检时患儿的心率、呼吸加快,脉搏细弱,血压正常或偏低,有的患儿可有奔马律,可闻及Ⅱ～Ⅲ/6级收缩期杂音,肝脏增大,下肢水肿。

**2.辅助检查**

(1)X线检查:心脏增大,并以左心室为主或普遍性增大,呈球形。心搏减弱,肺淤血明显。

(2)心电图:左心肥厚,出现心律失常以及非特异性ST-T改变。

(3)超声心电图:左心房、左心室明显扩大,左心室流出道增宽,心室壁活动减弱。

**(二)肥厚型心肌病**

肥厚型心肌病(hypertrophic cardiomyopathy,HCM)是一种遗传性疾病,其特征为心室肥厚,心腔无扩大。临床表现具有多变性。

**1.症状与体征**

患有该病的婴儿常见的症状有呼吸困难、心动过速、喂养困难。较重者发生心力衰竭。患有该病的儿童多无明显症状,常因心脏杂音而首次就诊。少数儿童有呼吸加快、乏力、心绞痛、晕厥,并可于活动后发生猝死。体检时,有的患儿可听到奔马律,有的患儿在胸骨左缘下端及心尖部可听到Ⅰ～Ⅲ/6级收缩期杂音。

**2.辅助检查**

(1)X线检查:可见左心室轻度到中度增大。

(2)心电图:左心室肥厚伴劳损,可有ST-T改变、病理性Q波及各种心律失常。

(3)超声心动图:室间隔非对称性肥厚,室间隔厚度与左心室后壁厚度之比≥1.3。左心室流出道狭窄。

**(三)限制型心肌病**

限制型心肌病(restrictive cardiomyopathy,RCM)常见于儿童及青少年,预后不良。

1.症状与体征

起病缓慢,表现为原因不明的心力衰竭。右心病变主要表现为静脉压升高、颈静脉怒张、肝大、腹水及下肢水肿,很像缩窄性心包炎。左心病变表现为呼吸困难、咳嗽、咯血、胸痛,有时伴有肺动脉高压的表现。

2.辅助检查

(1)X线检查:心影扩大,肺血减少。

(2)心电图:可见心房肥大、房性期前收缩、心房颤动、ST-T改变、P-R间期延长及低电压。

(3)超声心动图:左心房、右心房明显扩大(左心房尤为明显),左心室腔、右心室腔正常或变小。

## 二、护理评估

### (一)健康史

询问患儿的家族史和发病前有无感染的病史。

### (二)症状、体征

测量生命体征,评估心率、心律、呼吸、血压、心功能。

### (三)社会、心理

了解患儿及其家长对疾病的性质、预后的认识程度,了解他们的心理需求。

### (四)辅助检查

分析X线、心电图、超声等各种检查的结果。

## 三、常见护理问题

### (一)心排血量减少

心排血量减少与心室扩大、肥厚致心肌收缩力减弱有关。

### (二)体液过多

体液过多与肾灌注量减少、水钠潴留、尿量排出减少有关。

### (三)有感染的危险

有感染的危险与机体抵抗力降低有关。

### (四)合作性问题

合作性问题是猝死。

## 四、护理措施

### (一)限制活动

护理人员应嘱患儿应卧床休息,让患儿保持愉悦的心情。

### (二)饮食护理

护理人员应嘱患儿选择低盐饮食,增加维生素、蛋白质、微量元素的摄入;应鼓励服用利尿剂的患儿多进食含钾丰富的食物,如香蕉。

### (三)供氧

护理人员应根据缺氧程度给予鼻导管或面罩吸氧。

### (四)密切观察病情

护理人员应监测患儿的血压、脉搏、呼吸、心律、尿量及意识状态,注意观察心力衰竭的早期表现,有无心律失常及栓塞症状。

### (五)用药护理

应用强心药、利尿剂、扩血管药物时护理人员应观察其疗效及不良反应。患儿对洋地黄类药物耐受性差,故护理人员应警惕患儿发生中毒。

### (六)预防诱因

心力衰竭者应避免过度劳累。饮食清淡,忌暴饮暴食,预防便秘,以免用力大便而诱发心力衰竭。护理人员应控制输液速度,保持病房安静、整洁、舒适,保持病房内空气新鲜和温度适宜,防止患儿呼吸道感染。

### (七)健康教育

(1)护理人员应向家长解释该病的病程长及预后等情况。

(2)护理人员应合理安排患儿的活动与休息时间。

(3)当患儿出现心悸、呼吸困难时应立即停止活动,并取平卧位,必要时吸氧。

## 五、出院指导

(1)患儿要调整情绪,促进身心健康。

(2)饮食要易消化、低盐、富含维生素。少食多餐。

(3)扩张型心肌病患儿应避免劳累,宜长期卧床休息,减轻与延缓心脏扩大,促进心功能的恢复。肥厚型心肌病患儿要避免剧烈运动、情绪激动、突然用力或提取重物。

（4）该病进展缓慢,应定期复查及合理用药。

（5）家长要经常给患儿的居室通风;不让患儿去人群集中的公共场所;注意气候变化,及时给患儿增减衣服,避免其受凉。

# 第六节 小儿高血压

高血压分原发性高血压和继发性高血压两类。小儿高血压大多为继发性高血压,且以肾性高血压(占75％～80％)最常见,其他继发性高血压主要见于嗜铬细胞瘤、先天性肾上腺皮质增生症、原发性醛固酮增生症、主动脉缩窄、肾动脉狭窄等。

## 一、临床特点

### (一)症状

轻度高血压患儿常无明显症状,仅于体检时发现高血压。血压明显升高时可有头痛、眩晕、恶心、呕吐和视力改变。继发性高血压往往有各种基础疾病的临床表现。部分患儿可出现高血压脑病,表现有呕吐、运动失调、惊厥、失语、偏瘫和昏迷。

### (二)体征

足月新生儿的血压超过12.0/8.0 kPa(90/60 mmHg)。早产儿的血压超过10.7/5.3 kPa(80/40 mmHg)。婴幼儿的血压超过13.3/8.0 kPa(100/60 mmHg)。学龄前儿童的血压超过14.7/9.3 kPa(110/70 mmHg)。学龄儿童的血压超过16.0/10.7 kPa(120/80 mmIIg)。13岁和13岁以上患儿的血压超过18.7/12.0 kPa(140/90 mmHg)。任何年龄组的患儿的血压超过20.0/13.3 kPa(150/100 mmHg),则为重度高血压。

### (三)辅助检查

（1）肾性高血压患儿的尿中可出现红细胞、蛋白质。血尿素氮、肌酐含量升高,血电解质发生变化。先天性肾上腺皮质增生症患儿的尿17-羟皮质类固醇、17-酮类固醇的含量升高。嗜铬细胞瘤患儿24小时尿香草苦杏仁酸值升高。

（2）胸片、心电图、超声心动图、肾脏 B 超、静脉肾盂造影、同位素肾图及肾扫描可出现结果。

（3）肾活体病理检查可有阳性结果。

## 二、护理评估

### （一）健康史

了解原发病情况、高血压的程度、患儿的饮食结构，了解有无家族史。

### （二）症状、体征

测量生命体征，评估患儿有无头晕、恶心、视力改变。

### （三）社会、心理

评估家庭支持系统对患儿的影响程度、患儿的心理状态。

### （四）辅助检查

分析尿常规、血常规、心电图、B 超等各种检查的结果。

## 三、常见护理问题

### （一）舒适的改变

舒适的改变与血压升高导致头痛、头晕、恶心、呕吐有关。

### （二）合作性问题

合作性问题是高血压危象。

### （三）知识缺乏

患儿及其家长缺乏关于高血压的保健知识。

## 四、护理措施

### （一）休息

血压较高、症状明显者应卧床休息。

### （二）饮食

应适当控制钠盐及动物脂肪的摄入，避免高胆固醇食物，多食富含纤维素、蛋白质的食物，适当控制食量和总热量，以清淡、无刺激的食物为宜。

### （三）严密观察病情

对有心、脑、肾并发症的患儿护理人员应严密观察血压波动的情况，如患儿的血压急剧升高,同时出现头痛、呕吐等症状,应考虑发生高血压危象的可能,立即通知医师并让患儿卧床、吸氧,同时准备快速降压药物、脱水剂等,监测其心率、呼吸、血压、神志等。如患儿抽搐、躁动,护理人员应注意安全。

### (四)用药护理

护理人员应观察各种药物的疗效及不良反应,及时采取措施。

### (五)心理护理

护理人员应了解患儿的性格特征,有无引起精神紧张的心理社会因素;根据患儿不同的性格特征给予指导,训练其自我控制能力;指导家长要尽力避免各种可能导致患儿精神紧张的因素,尽可能减轻患儿的心理压力。

### (六)健康教育

(1)疾病知识的宣教:护理人员应教患儿及其家长有关高血压的知识和讲解服用降压药物时应注意的事项。例如,使用可引起直立性低血压的降压药物(如钙通道阻滞剂)时,变换体位的动作应尽量缓慢,特别是在夜间起床如厕时更应注意,以免动作过快致血压骤降,引起晕厥而发生意外。

(2)饮食与运动:护理人员应协助患儿安排合理的饮食和适当的体育活动,注意改进饮食结构,减少钠、脂肪的摄入,多吃富含钾、钙的食物,并补充优质蛋白质。

(3)自我保健的教育:护理人员应对患儿及其家长进行关于高血压的自我保健的教育,并协助制订个体化的自我保健计划,指导患儿及家长掌握自测血压的方法。

### 五、出院指导

(1)护理人员应教患儿及其家长有关高血压病的知识;嘱患儿合理安排生活,注意劳逸结合,定期测量血压;提高患儿的社会适应能力,嘱其维持心理平衡,避免各种不良刺激。

(2)注意控制和调节饮食,减少钠盐、动物脂肪的摄入。

(3)保持大便通畅。

(4)适当参与运动。

(5)血压持续升高或出现头晕、头痛、恶心等症状时,应及时就医。

(6)保持心理平衡,避免情绪激动。生气和愤怒可诱发血压的升高。

(7)护理人员应指导患儿遵医嘱准时服药,不可自行改变剂量或增减药物,不可突然停药,以免造成血压突然升高;嘱其如果服药时出现不良反应,应及时就诊。

# 第七节　小儿肠套叠

肠套叠指一部分肠管及其系膜套入邻近的肠管之中,临床上出现急性肠梗阻的症状。该病为婴儿期常见的急腹症,在 2 岁以下的婴幼儿中多见。患儿的男女之比为(2～3)∶1。该病在春季多见。

## 一、临床表现

小儿肠套叠的临床表现随年龄不同和类型不同而有差异,通常有四大特点:腹痛、呕吐、便血和腹部包块。

(1)急性腹痛:为突然发作的、剧烈的阵发性腹痛。患儿哭闹不安,面色苍白,出汗,四肢乱动,表情痛苦,疼痛缓解时可恢复安静或嗜睡,间歇 10～20 分钟又复发。随病情发展,疼痛时间延长,间歇期缩短。发生肠绞窄时,疼痛无间歇,伴腹胀及腹膜炎。

(2)呕吐:腹痛初期即可呕吐,呕吐物为胃内容物。晚期病例可吐出小肠液及粪便,因完全性肠梗阻,肠道积气、积液逆反入胃,形成反流性呕吐。

(3)便血:是早期症状。一般腹痛后 6～12 小时就可出现黏液血便,似果酱样,无特殊臭味。回结型、回盲型套叠早期即有血便,小肠型套叠少有血便或血便出现得较晚。

(4)腹部包块:约 75% 的病例腹部可触及肿块,肿块一般沿结肠走向分布。

(5)患儿全身情况、营养良好,但面色苍白,烦躁不安,晚期出现精神萎靡、表情呆钝、嗜睡、高热、严重脱水、休克等症状。

## 二、辅助检查

### (一)X 线检查

空气灌肠后,X 线检查若见结肠内气柱前端呈杯口状、螺旋状阴影即可确诊。用稀钡剂灌肠,X 线检查看到的阴影更为清晰。

### (二)超声检查

超声检查可探及横切面呈同心圆形的腹部包块。

### 三、鉴别诊断

在鉴别诊断中必须排除细菌性痢疾、急性胃肠炎、急性阑尾炎、出血性肠炎、肠蛔虫症、过敏性紫癜、流行性出血热（急腹症型）等。

### 四、治疗

#### （一）非手术治疗

在透视下空气灌肠或钡剂灌肠简便易行，复位可靠，适用于起病 48 小时以内、全身情况良好者。也可在 B 超监测下灌肠，灌肠复位后观察数小时，若患儿安静入睡，腹胀减轻，包块消失，让患儿口服活性炭 1 g，6 小时后由肛门排黑色炭末便，证实复位成功。在治疗过程中严格掌握灌肠复位的适应证和操作要领，90％以上的病例都能一次复位成功。若复位失败或发生肠穿孔，可行急症手术。禁忌证：病程超过 48 小时，腹胀严重，且腹部透析可见多个巨大液平，疑有腹膜刺激征或肠坏死；肿块超过脾曲，出血反复发作，疑有器质性病变。

#### （二）手术治疗

手术治疗适用于晚期灌肠复位失败，合并肠道疾病或慢性肠套叠的病例。术前准备应充分、细致，包括静脉输液、纠正水和电解质失衡、应用抗生素、输血、吸氧、退热、胃肠减压等。若无肠坏死，应先行手法复位。阑尾套入受压时可同时切除阑尾。合并肠坏死、肠穿孔时，应行肠切除吻合术。

### 五、护理措施

#### （一）非手术治疗护理/术前护理措施

（1）护理人员应向患儿家长讲解治疗方法及手术的必要性，减轻家长对手术的恐惧心理。

（2）护理人员应给予患儿补液治疗，补充血容量。

（3）护理人员应密切观察患儿腹痛、呕吐、腹部包块的情况。若患儿经空气（或钡剂）灌肠复位治疗后症状缓解，常表现为安静入睡，不再哭闹，停止呕吐；腹部肿块消失；拔出肛管后排出大量有臭味的黏液血便，继而变为黄色粪水。如患儿仍然烦躁不安、阵发性哭闹，腹部包块仍存在，应怀疑肠套叠还未复位或又重新发生肠套叠，应立即通知医师。

（4）护理人员应备好吸氧管、监护仪器等用物。

（5）术前用药：通常用地西泮、阿托品等注射药物以消除患儿的恐惧心理，减少呼吸道腺体的分泌,保持呼吸道通畅,保持胃管通畅,减少术后并发症。

(6)饮食护理:患儿要加强营养,食用高蛋白、粗纤维、易消化的食物,适当限制盐的摄入量,少食多餐。

**(二)术后护理措施**

**1.一般护理**

患儿麻醉清醒后,护理人员应给患儿取去枕平卧位,把患儿的头偏向一侧;注意防止患儿误吸呕吐物;定时监测血压、脉搏、心率并详细记录,观察5小时至平稳;如发现体温不升应给患儿保暖,对高热者进行降温。

**2.疼痛护理**

护理人员应安抚患儿,患儿疼痛时使用止痛泵,并告知家长使用方法,必要时使用镇静止痛药。

**3.切口的护理**

护理人员应观察伤口的渗血、渗液情况,保持伤口敷料的清洁、干燥。

**4.引流管护理**

护理人员应保持引流管通畅,妥善固定管道,防止扭曲、折叠及患儿抓脱;密切观察和记录胃液和引流液的性质、颜色和量。

# 第九章 重症护理

## 第一节 重症患者营养支持的护理

重症患者营养支持护理的重点是确保肠内或肠外营养的顺利供给,评估与预防与喂养管相关的合并症,阻塞、吸入及肠胃道并发症。

### 一、肠外营养的护理

重症患者的营养支持如是采用静脉高营养液(TPN)及脂肪乳剂时,需要密切的观察患者的耐受程度及可能出现的合并症。静脉高营养液通常在入院后48 小时内给予,以促使患者能应付机体受伤后的代谢应激,及减轻骨骼及平滑肌蛋白的分解代谢。由于患者使用中心静脉或周围静脉导管给予高渗性营养液时,更要密切观察管道的通畅性、感染、外渗等情况。针对患者需要使用周围静脉输注营养液时,为避免高渗透压,可将葡萄糖、氨基酸及脂肪混合输注,以降低渗透压,提供浓缩的能量。对于那些无法使用中心静脉输注营养液的患者,可采用此方法进行短期的营养液提供。在输完脂肪乳剂或全营养混合液后 4～6 小时应检测患者的甘油三酯以掌握代谢情况。使用输液泵输注营养液时要确保仪器及输液速度的正确性,每班核对输液量及已输入量。给液速度要缓慢地增加或逐渐地减量后停止营养液的支持,通常每天的输液速度为 50～100 mL/h,而后依照患者的病情及需要每天以25～50 mL/h的速度逐渐增加。

### 二、肠内营养管位置的检查方法

肠内营养的供给需要依赖胃管或小肠管,它们的放置位置极为关键,需要确定且避免患者因喂养管移位而引发的相关并发症。肠内营养管置入后需立即检查是否到达理想的位置,每次肠内营养开始时需再检查肠内营养管的位置,对于持续肠内营养的患者建议每班检查一次。另外临床上经验显示有气管插管和气管切开的患者并不能阻止肠内营养管误入或移位至呼吸道,因此这样的患者也需定期检查肠内营养管的位置。

腹部 X 线平片法是最准确确定胃管位置的方法,建议肠内营养开始前及肠内营养期间怀疑肠内营养管位置有问题时应用。

床边简易判断肠内营养管位置的方法主要包括腹部听诊法、观察回抽的胃液或小肠液法、胃液或小肠液法的 pH 测试法。通过向营养管内注入空气的同时在腹部听诊是常用的传统方法,但也可能出现假阳性结果。

为确保胃管插放位置的正确性,临床研究显示定期测试胃液或小肠液的 pH 是一个可信的简易方法。胃液的 pH 范围是 0~4,小肠液的 pH 范围是 6~8.5,使用制酸剂患者的胃 pH 可介于 0~6。

在测试胃液的 pH 时应同时观察回抽的胃液或小肠液的颜色,胃液的颜色应该是混浊的草绿色或褐色液体,而小肠液应该是清亮、金黄色、黏稠液体;当肠内营养管在胸膜腔内时,可抽出淡黄色液体,易被误认为是小肠液。当肠内营养管在气管内时,有误吸的患者可能会抽出类似胃液样的液体。

### 三、相关并发症的预防与护理

肠内营养并发症是肠内营养补充时常见的问题。并发症主要包括胃潴留、便秘、腹泻、腹胀、呕吐、反流、肺炎;由于这些并发症的发生,约有 15.2% 的患者因此停止了肠内营养。

Boulton-Jones 调查了 150 位接受小肠内营养支持的患者,这些病种包括烧伤、急性胰腺炎病、脓毒血症、大手术后胃瘫、骨髓移植、呕吐严重的化疗,这些疾病可导致胃运动性降低,不适合以鼻胃管进行肠内营养。调查结果显示以小肠管喂食出现较低的肠内营养并发症,主要并发症包括有小肠管移位到胃内或阻塞、高残胃量、腹泻、腹胀、胃肠出血、肺炎。目前,肠内营养的并发症中最严重的是肺炎,而高残胃量可导致腹胀、呕吐、反流,以致引起肠内营养相关性肺炎和/或肠内营养液的停用。为了避免误吸的发生,针对连续性喂食的患者,需要每 4~6 小时测量管道内胃液的 pH(胃液 pH<3.5)。间断性肠内营养能保持较低的胃 pH,从而被认为能减低胃内微生物的繁殖。

### (一)预防喂养时的吸入性肺炎

重症患者较容易出现吸入性肺炎,引起此合并症的高危因素有:患者的意识不清、常平卧、使用鼻胃管、胃管位置异常、气管切开或气管内插管、呕吐、使用间断或一次性灌食、患有神经性疾病、腹部或胸部创伤、糖尿病、口腔卫生不良、年纪大及护理人力不足等。研究显示，超过45％的普通患者在睡眠期间可能发生吸入，70％的意识障碍患者可能出现吸入，40％的接受肠内营养的患者可能发生吸入，而高达50％～75％的呼吸机使用患者可能发生程度不等的管饲吸入，由此可见在重症监护室执行预防管饲吸入的重要性。

抬高床头30°～45°角可减少胃液反流，降低肠内营养相关肺炎的发生。如疾病情况不允许，可协助患者右侧卧位以利胃的排空。如患者有气管插管，在喂食时气管内导管的气囊需要充气，避免食物反流时误吸。灌食后每2小时应评估耐受情况，如患者出现腹痛、嗳气、腹胀、肠鸣音降低、便秘、无排气、腹部压痛、恶心呕吐、同时伴有鼻胃管内胃潴留量＞200 mL或自胃造瘘管中引流出的胃潴留量＞100 mL时，则需要考虑是否不耐受灌食，需要进一步检查腹部X线，评估是否有增大的胃泡或肿胀的小肠。

肠内营养供给时需要注意患者的口腔卫生，经常进行口腔护理能减低60％的肠内营养相关肺炎的发生。应该用一般的无菌溶液和无菌用物做口腔护理，而不需要使用含抗生素的口腔护理液，因为长期应用抗生素可引起细菌耐药性或引起真菌二重感染。应用肠内营养输液泵进行持续肠内营养可以降低营养相关肺炎的发生。

### (二)与肠内营养导管相关的皮肤护理

与喂养导管接触的皮肤需要每天评估，需要固定好导管避免移动时摩擦皮肤或伤害鼻腔或口腔黏膜。胃造瘘口皮肤更要避免胃液的侵蚀，如有胃液渗出，需要评估胃造瘘管充气囊是否正常，如皮肤出现红、肿、热、痛、异味、或脓性分泌物，表明造瘘口皮肤感染，可依医嘱使用抗生素软膏及加强皮肤护理。由胶布引起的皮肤过敏很常见。胶布松脱而使管子被意外拔出常发生于意识清楚却不配合的患者中。

### (三)腹泻

针对患者的腹泻需要与所服用的药物不良反应加以区别，抗生素、洋地黄、轻泻剂、含镁的制剂及奎宁制剂容易出现腹泻，而高张性营养液含有高钾及其他电解质容易引起倾倒综合征和高渗性腹泻。

### (四)防止营养液污染相关措施

营养液污染可引起胃肠道症状，如腹泻、呕吐、腹胀，严重污染甚至可引起肺炎、败血症。肠内营养液的污染可来自患者自己胃肠道微生物的上行繁殖，或者回抽胃或小肠液时将喂养管末端的微生物带至喂养管近端繁殖,以致进一步上行污染营养液。外源性污染可因使用未消毒的用具、输注系统的设计不合理、工作人员的不当操作等因素而导致污染。关于营养液的理想输注保留时间目前的共识认为在非无菌环境下自行配置的营养液只能保留 4 小时,而医院自行配置的营养液只能保留 6 小时。依据目前的医院管理条例,医院不应该自行配置营养液,而应用商业原包装的肠内营养液,这种营养液可以保留 24 小时。多数的重症监护室均每 24 小时更换营养管及营养袋以避免营养袋因暴露在室温中,产生营养液的变化及可能的污染。

当营养输注暂停,或通过营养管给药后,或回抽胃或小肠液后,都应该及时用温水冲注营养管。营养管在任何时候都不应该高于营养袋,同时在进行营养支持管饲时需要确保导管不被污染。对于免疫有缺陷的患者应该用无菌水冲注营养管,避免管道可能的阻塞及细菌的滋生。

### (五)预防肠内营养喂养管阻塞

针对使用肠内营养的患者,喂食管需要定期冲洗,在连续性喂养期间每 3～4 小时需冲洗一次,可以20～30 mL的温水进行冲洗。而间断性喂养管道更需要在喂饲前、后进行冲洗,其中使用的冲洗的液体量需要考虑患者是否有限制液体情况。胰酶可用来防治管道的阻塞;其他的粉粒药物要尽量避免由胃管给药,液体药物是较好的选择,避免阻塞胃管。

### (六)检测喂养后胃潴留量

近年来的研究显示胃潴留量不是肠道进食耐受度的指标,也不能以胃潴留量来判断患者的临床病情进展。至于评估胃潴留量的时间间隔则因患者疾病情况而有所不同,间隔时间可从2～24小时不等,肠内营养的第一天一般需要每3～4 小时评估一次残余量,以后每 8～24 小时再评估一次。

护理人员经常通过检查胃潴留量、听肠鸣音和观察腹胀情况来评估患者胃肠功能,期望降低肠内营养相关肺炎的发生。目前对胃潴留量的认定从文献描述可知,胃潴留量由 100～500 mL 都曾被称为胃潴留量过多。高潴留量时应警惕患者可能存在其他潜在问题,所以要密切监测患者的疾病变化;只有患者有明显的反流、呕吐,甚至误吸,或者胃潴留量超过 500 mL 时才建议应立即停止肠内营养。当胃潴留量在 200～500 mL 时,建议减慢肠内营养的速度,同时给予促进胃排空的药。临床随机研究已证实应用促进胃排空的药物可缓解胃潴留量。

甲氧氯普胺(胃复安)是一种选择性的多巴胺拮抗剂,具有止吐作用,并能促进胃排空和加强胃肠道平滑肌运动。西沙必利是一种全胃肠促动力药,作用机转主要是使肠肌神经丛生理性分泌乙酰胆碱的能力加强,能促进消化蠕动的协调,因此能防止积食和反流的现象。红霉素是一种大环内酯类抗生素,除了抗生素作用外,红霉素能加强十二指肠肠嗜铬细胞分泌一种蛋白质,这种蛋白质可促进胃肠运动。

### (七)体位与胃潴留

由于重症患者常平躺在床,或抬高头 30°角卧床休息,此时的胃部可因体位关系,导致胃坐位于脊椎上。解剖上,胃可分为基底部与幽门部,由于胃的基底部不具有收缩功能,因此胃内容物必需充满胃基底部后才逐渐流过脊柱高处往幽门部位输送。如果患者的胃管是靠近胃的基底部,并在此处测量胃残余量,则所抽出的较多胃内容物是因为体位之故所导致胃内容物在此处聚集,不能代表患者有肠胃动力减慢情况。另外针对胃潴留量的测量在方法上有待进一步标准化,而胃潴留量与发生吸入性肺炎的风险、胃排空情况及喂食承受度间的相关性也尚待研究进一步的探讨。临床上对胃潴留量的判断更需要依赖临床经验,个别化评估与处理;除非是高危患者,对于胃潴留量<400 mL 的患者进行禁食的意义尚有待研讨。

### 四、重症患者营养支持常见的护理诊断及护理措施

重症患者使用肠内或肠外营养补充时,常见的护理诊断及护理措施包括以下。

### (一)营养失调

低于机体需要量与无法摄取、消化、吸收营养有关。

此时护理的重点在密切评估患者的营养需求,观察电解质、血氨、尿素、肌酐及血糖变化。每天测量患者体重,密切观察输入与排出的平衡,确保患者得到医嘱所开的营养量。期望在营养液的补充下,患者的营养生化指标,如血清蛋白达35 g/L,转铁蛋白 1.8~2.6 g/L,达到氮平衡,伤口出现肉芽组织且没有感染现象,体重每天增加 120~250 g。

### (二)有误吸的危险

有误吸的危险与肠胃道出血、延迟胃排空时间及所使用胃管有关。

具体的护理措施包括以 X 线检测胃管位置,观察有无发热及评估呼吸系

统,评估肠鸣音。喂食时及喂食后 1 小时抬高床头 30°角;如果胃潴留量大于每小时喂食量的 50%,则需要暂停喂食 1 小时,而后再测量胃潴留量。

### (三)腹泻

腹泻与一次性灌食、乳糖不耐受、灌输浓度、渗透压过高、药物、低纤维喂食内容物相关。

针对患者的腹泻,期望能在 24～48 小时,改善腹泻现象。护理评估需要关注肠鸣音、腹胀、腹泻频率与粪便性状、腹部绞痛次数、皮肤完整性及是否出现脱水现象。如患者接受一次性灌食,考虑改为间断性或持续性喂食。如有乳糖不耐受情况,可改为没有乳糖的营养品。检测喂食时的可能污染环节,室温下营养液每 8 小时更换,所有开封后的营养品在冷藏 24 小时后要丢弃,所有的喂食管道每 24 小时更换。考虑患者的喂食营养品的渗透压,如果营养液是高渗的需考虑稀释后应用。评估可能引起患者腹泻的药物,如抗生素、制酸剂、抗心律不齐的药物、$H_2$受体阻止剂、氯化钾等药物。

### (四)有体液不足的危险

有体液不足的危险与身体的调控机制失常有关。

发生液体供给不足时,可能出现高血糖或高血糖、高渗性非酮体综合征(hyperglyce mic hyperosmolar nonketotic syndrome,HHNS)。针对此现象,期望患者能有足够的液体补充,显示为血糖＜300 mg/dL,输入与排出平衡,尿液比重 1.010～1.025,电解质平衡。患者的体重需要每天测量。密切记录输入与排出量,尿量如每千克体重少于 1 mL/h 时需要通知医师。密切观察血液渗透压指标及电解质平衡,避免过度的补充液体形成过度负荷。每 6 小时需要采集手指血糖,必要时需要依医嘱给予胰岛素以维持血糖＜11.1 mmol/L(200 mL/dL)。依医嘱提供患者每千克体重 30～50 mL 的水分以稀释肠内营养的渗透压。

### (五)有感染的危险

有感染的危险与过多侵入性措施及营养不良有关。

期望患者体温正常,淋巴细胞 25%～40%,白细胞＜$11×10^9$/L(11 000/mm³),没有寒战、发热及胰岛素抵抗或败血症现象,静脉注射处没有红肿。具体的护理措施包括密切观察血常规,了解白细胞动态变化;检测血糖;每 8 小时观察静脉灌注处是否异常或红肿。更换中心静脉导管敷料时严格遵守无菌操作。避免经营养支持的中心静脉导管抽血、测量中心静脉压或给药,尽量保持静脉营养管道的封闭性。依照单位标准定时更换中心静脉营养管道。需要时可针对中心静脉营养管道的两端采样进行细菌培养,实施感染质量监控,如有疑似感染时需要进行血培养。

### 五、营养支持的评价

营养支持需要系统地评价成效,评价指标包括体重变化、生化指标、身体症状等,均可了解营养支持的效果。在重症监护室每天需要评估营养支持的效果,以避免患者处于营养过多或过少的情况。患者的体重与输入量及排出量的平衡密切相关,代表患者的液体与营养补充状态。血清中电解质水平能提示营养液内需要补充的量,而尿素及肌酐的含量显示了肾脏对营养支持的承受能力。血糖代表对碳水化合物的耐受,而甘油三酯代表组织对脂肪的代谢利用,血清蛋白代表蛋白质的支持程度。掌握这些数值的变化代表重症护理人员了解患者的营养状况,也更能够在病情观察中为患者的需要提出适当的建议。同时,针对肠内营养喂养的方案也需要设置标准,定期针对营养品及喂养管道进行感染控制常规检验,形成肠内营养补充的常规护理标准,如此方可在医疗护理梯队中达成一致的操作标准,为重症患者提供具体的安全而合理的营养支持。

# 第二节　重症脑膜炎、脑炎

### 一、脑膜炎患者的重症护理

脑膜炎就是脑膜发炎,可由细菌或病毒感染所致。病毒性脑膜炎的症状非常轻微,然而细菌性脑膜炎的症状就可能会危及生命。病毒性脑膜炎多流行于冬季,通常都以散发病例出现,而且多发生在 5 岁以上的儿童。由于脑膜炎的症状有时难与上呼吸道感染区分,容易延误诊断和治疗,而其中细菌性脑膜炎常引发合并症甚至危及生命。

#### (一)病因

根据年龄的不同,病原体也不同,一般分为细菌性和非细菌性两大类。新生儿细菌性脑膜炎以 B 族溶血性链球菌、肺炎链球菌、大肠埃希菌和金黄色葡萄球菌为主;婴幼儿以流感嗜血杆菌、肺炎链球菌以及脑膜炎奈瑟菌多见;儿童以脑膜炎奈瑟菌、金黄色葡萄球菌和肺炎链球菌为主。成人脑膜炎以肺炎链球菌为主。老年人的病原分布中肺炎链球菌占 54％、脑膜炎奈瑟菌 16％、革兰阴性杆菌 8％、李斯特菌 7％、金黄色葡萄球菌 6％、链球菌 4％、流感嗜血杆菌 2％及不明细菌 2％。非细菌性脑膜炎中以病毒性脑膜炎为最多,其中又以肠病毒脑膜炎最常见,每年夏季常有肠病毒脑膜炎的病例流行,严重时可并发脑炎,有生命危险。

### (二)发病机制

病原菌可通过下列途径到达中枢神经系统。

**1.经血流感染**

经呼吸道如上呼吸道、支气管炎、肺炎等;经损伤的皮肤、黏膜或脐部创口等。细菌可从上述局部炎症处进入血流并通过血-脑屏障入侵脑膜,此为最常见的入侵途径。

**2.邻近组织感染灶**

如中耳炎、乳突炎、鼻窦炎等。病原菌可自病灶直接侵入脑膜,或脑脓肿溃破至脑膜。

**3.先天畸形**

如脑脊膜膨出、枕部或腰部皮肤窦道与蛛网膜下腔相通等先天畸形,使皮肤的细菌易侵入脑膜。

**4.颅脑损伤及手术**

可将细菌带入脑膜。

### (三)机体免疫状态

病原体进入机体后是否侵入中枢神经系统,取决于机体的免疫状态及细菌的毒力两方面因素。在机体防御功能正常、细菌毒力弱的情况下,存在于一些部位的细菌仅处于寄居或带菌状态而并不致病;当人体免疫力明显下降或细菌毒力强时,细菌可自不同途径入侵脑膜而致病。

小儿免疫力较弱,尤其是新生儿及婴幼儿,所以该年龄段患病率较高。另外长期使用免疫抑制剂和肾上腺皮质激素,导致免疫功能低下,使一些平时不致病的低毒力致病菌,也可成为脑膜炎的主要病原。

### (四)病理生理改变

病变主要发生在中枢神经系统。细菌入侵脑膜后引起软脑膜及蛛网膜化脓性炎症,蛛网膜下腔充满大量炎性渗出物,使整个脑组织表面及底部都覆盖一层脓性液体。肺炎链球菌感染时,稠厚的脓性纤维素性渗出物主要覆盖于大脑表面,尤其以顶部为甚,并可迅速形成粘连和包裹性积脓,甚至发生硬膜下积液或积脓。由于脑膜血管通透性增加,清蛋白易透过而形成积液。脑膜炎过程中硬脑膜及脑血管浅表静脉尤其是桥静脉的炎症栓塞和血管壁损伤的影响,可导致渗出、出血,使局部渗透压增高,因此周围水分进入硬膜下腔,形成硬膜下积液。脑膜表面的血管极度充血,常见血管炎病变,包括血管或血窦的血栓形成、血管壁坏死、破裂和出血。由于未能及早诊断和治疗,脓性炎症渗出物逆流而上,也可由败血症引起。感染累及脑室内膜形成脑室膜炎;大脑表面和脑室附近的脑实质常有炎性改变,表现为充血、水肿,脑细胞变性坏死炎性细胞浸润等,形成脑膜脑炎。炎症累及脑神经,或因颅内压增高使脑神经受压、坏死,则可引起相应的脑神经损害,表现如失明、耳聋、面瘫等。如脓液黏稠或治疗不彻底则可发生粘连,阻塞脑室孔,或大脑表面蛛网膜颗粒因炎症后发生粘连并萎缩,导致脑脊液循环受阻及吸收障碍而形成脑积水。

### (五)临床表现

由于脑膜炎的症状有时难与上呼吸道感染作区分,容易延误诊断和治疗,而其中细菌性脑膜炎常造成合并症甚至危及生命。

#### 1.新生儿和婴幼儿临床表现

这些患者脑膜炎症状大多不明显,临床表现差异也很大。婴儿早期阶段的症状包括嗜睡、发热、呕吐、拒绝饮食、啼哭增加,睡不安稳。较大的患儿还可能出现严重头痛、讨厌强光和巨大声音、肌肉僵硬,特别是颈部。各年龄层的病例中,一般是出现初始症状后就会发生进行性嗜睡,偶尔也可能会出现昏迷或惊厥等症状。有些患有脑膜炎患儿也可能会出现特殊的皮疹(呈粉红或紫红色、扁平、指压不褪色)。

#### 2.老年人脑膜炎临床表现

症状不典型,尤其是原有糖尿病或心、肺疾病者。起病隐匿,如嗜睡、意识模糊、记忆力减退、定向困难、思维和判断迟缓。可无发热、头痛、呕吐和脑膜刺激症状,因此常误认为衰老性精神异常、脑动脉硬化性脑组织缺氧或脑出血等。

### (六)并发症和后遗症

#### 1.硬膜下积液

硬膜下积液为常见并发症之一,多见于肺炎链球菌和流感嗜血杆菌脑膜炎,其发生率在婴幼儿约50%,主要为1岁以内前囟未闭的婴儿。硬膜下积液的特点为:经有效抗生素治疗6天后,脑脊液已好转,但发热持续不退,或退后又复升;同时出现颅内压增高症状,如频繁呕吐、惊厥、易激惹、持续昏睡、前囟膨隆、头围增大、颈项强直以及局灶性体征、肢体抽搐或瘫痪。

2.脑室管膜炎

脑室管膜炎是新生儿和婴幼儿较常见的并发症,表现为频繁呕吐、发热持续不退、反复抽搐、呼吸衰竭;或脑脊液检查已好转而发热不退、颅内压增高。

3.脑性低血钠症

脑膜炎时可因下视丘受累,抗利尿激素异常分泌,又因呕吐、进食少而致低钠血症和水中毒,出现尿少、轻度浮肿、频繁呕吐、反复惊厥和昏迷。

4.脑神经受损

由于脑实质损害及粘连可使脑神经受累,出现失明、耳聋、面瘫等。

5.后遗症

有智力落后、肢体瘫痪、癫痫、耳聋、失明、脑积水等。

### (七)治疗和护理

经过治疗后,脑膜炎通常可以完全复原。但少数患儿可能会出现一些脑部伤害,因而导致耳聋、癫痫或学习障碍。有时即使脑膜炎患儿得到及时治疗,但也可能会死亡,不过这种情况非常罕见。

1.治疗

病毒性脑膜炎治疗主要以降脑压和支持疗法为主,只有少数病毒有相应的抗病毒药物。细菌性脑膜炎需使用抗生素治疗、对症治疗和支持疗法;治疗原则是尽早选择有效抗生素,选择易于通过血-脑屏障而对机体毒性较低的抗菌药物;抗生素药物的剂量要高于一般常用量,宜静脉分次给药,以保证脑脊液中达到有效杀菌浓度;疗程要足,停药指征为临床症状消失,体温正常后 3～5 天,脑脊液常规、生化和培养均正常;尽量避免鞘内给药。

2.症状护理

(1)高热的护理:用物理降温,或使用退热剂降温;惊厥者可给予地西泮每次0.2～0.3 mg/kg,缓慢静脉注射。

(2)颅内压增高的护理:应密切观察、积极采用降颅内压治疗。

(3)支持疗法及护理保证患者有足够的热量和液体量摄入,对意识障碍和呕叶的患者应暂时禁食,按医嘱准确给予静脉补液,并精确记录 24 小时出入液量,仔细检查有无异常的抗利尿激素分泌。

(4)维持体液平衡:有液体潴留的患者,必需限制液体量,每天每公斤体重30～40 mL。当血钠达 140 mmol/L 时,液体量可逐渐增加到每天 60～

70 mL/kg。对年幼、体弱或营养不良者,可补充血浆或少量鲜血。

3.并发症的观察和护理

严密观察患者的生命体征、意识状态、瞳孔、血压、评估患者头痛、呕吐的性质,观察有无脑膜刺激征(颈项强直、克氏、布氏征阳性)。并发有脑室炎时行侧脑室控制性引流,应做好脑室引流管的护理,及时评估固定情况,保持引流通畅,观察引流物的色、质、量。

### 二、脑炎患者的重症护理

脑炎是脑细胞发炎,脑炎通常由病毒感染引起,有少数病例的脑炎是由诸如流行性腮腺炎或传染性单核细胞增多症、单纯性疱疹病毒等传染性疾病所引起,有少数一些脑感染并非由病毒所引起。

#### (一)病因

当病毒进入人体后,首先进入血液,引起病毒血症,随后可侵入全身器官或中枢神经系统;也可由病毒直接侵犯中枢神经系统。发生病毒脑炎时,常引起神经细胞的炎症、水肿、坏死等改变,出现一系列临床表现。当炎症波及脑膜时,则称为病毒性脑膜脑炎。

#### (二)发病机制和病理生理

当人体被带病毒的蚊虫叮咬后,病毒即进入血液循环中。发病与否,一方面取决于病毒的毒力与数量,另一方面取决于机体的反应性及防御机能。当病毒经血液循环可突破血-脑屏障侵入中枢神经系统,并在神经细胞内复制增殖,导致中枢神经系统广泛病变。

不同的神经细胞对病毒感受不同。同时脑组织在高度炎症时引起的缺氧、缺血、营养障碍等,造成中枢病变部位不平衡,如脑膜病变较轻,脑实质病变较重,间脑、中脑病变重,脊髓病变轻。

脑炎病变广泛存在于大脑及脊髓,但主要位于脑部,且一般以间脑、中脑等处病变为主。肉眼观察可见软脑膜大小血管高度扩张与充血、水肿。显微镜下可见血管病变脑内血管扩张、充血,小血管内皮细胞肿胀、坏死、脱落。血管周围环状出血,血管周围有淋巴细胞和单核细胞浸润,可形成"血管套"。神经细胞变性、肿胀与坏死,胞核溶解,坏死细胞周围常有小胶质细胞围绕并有中性粒细胞浸润,形成噬神经细胞现象。脑实质肿胀;软化灶形成后可发生钙化或形成空洞。

### (三)临床表现

脑炎病症的严重程度,差别很大,轻度脑炎的症状跟任何病毒感染相同:头痛、发热、体力衰弱、没有食欲。较严重的脑炎症状,是脑的功能受到明显的影响,造成心烦气躁、不安及嗜睡,最严重的症状是臂部或腿部肌肉无力,双重视觉(复视),语言及听觉困难,有些病例的嗜睡现象,会转变为昏迷不醒。

由于病毒的种类不同,脑炎的表现也就多种多样。病毒性脑炎可通过临床表现、脑脊液化验、脑电图及 CT 来诊断。少数有条件的医院可做特异性抗体或病毒分离,以期进一步明确病原。

不同病毒感染脑炎的临床特点如下。

(1)流行性乙型脑炎(简称乙脑)是由带病毒的蚊子传播而发生,最易引起高热、抽风、昏迷;发病急骤,进展迅速,致残率及病死率均较高。

(2)单纯疱疹病毒引起的脑炎病情也十分严重。脑部不但有炎症、水肿,而且出血、坏死等也较多发生。

(3)腮腺炎脑炎是流行性腮腺炎的一个合并症。患儿除腮腺肿痛外,逐渐产生头痛、呕吐等症状,提示脑部可能受到损害。有的患者在腮腺炎好转后才出现脑炎症状。极少数患者始终无腮腺炎之症状,一开始即出现脑炎的表现。

### (四)并发症

脑及其周围组织因炎症或粘连可引起第Ⅱ、Ⅲ、Ⅶ及Ⅷ对脑神经损害、肢体运动障碍,失语、大脑功能不全、癫痫等。脑室间孔或蛛网膜下腔粘连可发生脑积水,后者又导致智能障碍、癫痫等。经脑膜间的桥静脉发生栓塞性静脉炎后可形成硬膜下积水,多见于 1～2 岁的幼儿。当及时和适当的治疗效果不满意,恢复期出现抽搐、喷射性呕吐,特别伴有定位体征,颅内压持续升高,以及发热等,即应想到硬膜下积水的可能。

### (五)治疗

确诊或疑似患者均可采用抗病毒治疗。对于单纯疱疹病毒引起者可用阿昔韦洛;其他病毒引起者可用利巴韦林及中西医结合综合疗法。病毒性脑炎的预后与所感染的病原密切相关;单纯疱疹病毒引起者预后较差,不少存活患者留有不同程度的后遗症。

### (六)重症护理

严密观察病情变化,包括生命体征、意识、颅内压增高的情况等。昏迷患者要做好生活护理,保持皮肤的完整性,预防压疮的产生,预防肢体失用性挛缩。

应用呼吸机辅助呼吸的患者,评估患者的呼吸功能,保持呼吸道的通畅,预防下呼吸道感染,定时排除呼吸道分泌物。昏迷患者应加强饮食护理,保证足够的营养和液体的摄入,可予以鼻胃管喂食。

# 第三节 重症肌无力

重症肌无力(MG)是乙酰胆碱受体抗体(AchR-Ab)介导的,细胞免疫依赖及补体参与者的神经-肌肉接头处传递障碍的自身免疫性疾病。病变主要累及神经-肌肉接头突触后膜上乙酰胆碱受体(AchR)。临床特征为部分或全身骨骼肌易疲劳,通常在活动后加重、休息后减轻,具有晨轻暮重等特点。重症肌无力在一般人群中发病率为(8~20)10 万,患病率约为 50/10 万。

## 一、病因

(1)重症肌无力确切的发病机制目前仍不明确,但是有关该病的研究还是很多的,其中,研究最多的是有关重症肌无力与胸腺的关系,以及乙酰胆碱受体抗体在重症肌无力中的作用。大量的研究发现,重症肌无力患者神经-肌肉接头处突触后膜上的 AchR 数目减少,受体部位存在抗 AchR 抗体,且突触后膜上有 IgG 和 $C_3$ 复合物的沉积。

(2)血清中的抗 AchR 抗体的增高和突触后膜上的沉积所引起的有效的 AchR 数目的减少,是本病发生的主要原因。而胸腺是 AchR 抗体产生的主要场所,因此,本病的发生一般与胸腺有密切的关系。所以,调节人体 AchR,使之数目增多,化解突触后膜上的沉积,抑制抗 AchR 抗体的产生是治愈本病的关键。

(3)很多临床现象也提示本病和免疫机制紊乱有关。

## 二、诊断要点

### (一)临床表现

本病根据临床特征诊断不难。起病隐袭,主要表现受累肌肉病态疲劳,肌肉连续收缩后出现严重肌无力甚至瘫痪,经短暂休息后可见症状减轻或暂时好转。肌无力多于下午或傍晚劳累后加重,晨起或休息后减轻,称为"晨轻暮重"。首发症状常为眼外肌麻痹,出现非对称性眼肌麻痹和上睑下垂,斜视和复视,严重者眼球运动明显受限,甚至眼球固定,瞳孔光反射不受影响。面肌受累表现皱纹减少,表情困难,闭眼和示齿无力;咀嚼肌受累使连续咀嚼困难,进食经常中断;延髓肌受累导致饮水呛咳,吞咽困难,声音嘶哑或讲话鼻音;颈肌受损时抬头困难。严重时出现肢体无力,上肢重于下肢,近端重于远端。呼吸肌、膈肌受累,出现咳嗽无力、呼吸困难,重症可因呼吸肌麻痹继发吸入性肺炎可导致死亡。偶有心肌受累可突然死亡,平滑肌和膀胱括约肌一般不受累。感染、妊娠、月经前常导致病情恶化,精神创伤、过度疲劳等可为诱因。

### (二)临床试验

肌疲劳试验,如反复睁闭眼、握拳或两上肢平举,可使肌无力更加明显,有助诊断。

### (三)药物试验

#### 1.新斯的明试验

以甲基硫酸新斯的明 0.5 mg 肌内注射或皮下注射。如肌力在半至 1 小时内明显改善时可以确诊,如无反应,可次日用 1 mg、1.5 mg,直至 2 mg 再试,如 2 mg 仍无反应,一般可排除本病。为防止新期的明的毒碱样反应,需同时肌内注射阿托品 0.5~1.0 mg。

#### 2.依酚氯铵试验

依酚氯铵试验适用于病情危重、有延髓性麻痹或肌无力危象者。用 10 mg 溶于 10 mg 生理盐水中缓慢静脉注射,至 2 mg 后稍停 20 秒,若无反应可注射 8 mg,症状改善者可确诊。

### (四)辅助检查

#### 1.电生理检查

常用感应电持续刺激,受损肌反应及迅速消失。此外,也可行肌电图重复频率刺激试验,低频刺激波幅递减超过 10% 以上,高频刺激波幅递增超过 30% 以上为阳性。单纤维肌电图出现颤抖现象延长,延长超过 50 $\mu$s 者也属阳性。

#### 2.其他

血清中抗 AchR 抗体测定约 85% 患者增高。胸部 X 线摄片或胸腺 CT 检查,胸腺增生或伴有胸腺肿瘤,也有辅助诊断价值。

### 三、鉴别要点

(1)本病眼肌型需与癔症、动眼神经麻痹、甲状腺毒症、眼肌型营养不良症、眼睑痉挛鉴别。

(2)延髓肌型者,需与真假延髓性麻痹鉴别。

(3)四肢无力者需与神经衰弱、周期性瘫痪、感染性多发性神经炎、进行性脊肌萎缩症、多发性肌炎和癌性肌无力等鉴别。特别由支气管小细胞肺癌所引起的 Lambert-Eaton 综合征与本病十分相似,但药物试验阴性。肌电图(EMG)有特征异常,静息电位低于正常,低频重复电刺激活动电位渐次减小,高频重复电刺激活动电位渐次增大。

## 四、规范化治疗

### (一)胆碱酯酶抑制剂

主要药物是溴吡斯的明,剂量为 60 mg,每天 3 次,口服。可根据患者症状确定个体化剂量,若患者吞咽困难,可在餐前 30 分钟服药;如晨起行走无力,可起床前服长效溴吡斯的明 180 mg。

### (二)皮质激素

皮质激素适用于抗胆碱酯酶药反应较差并已行胸腺切除的患者。由于用药早期肌无力症状可能加重,患者最初用药时应住院治疗,用药剂量及疗程应根据患者具体情况做个体化处理。

#### 1.大剂量泼尼松

开始剂量为 60～80 mg/d,口服,当症状好转时可逐渐减量至相对低的维持量,隔天服 5～15 mg/d,隔天用药可减轻不良反应发生。通常 1 个月内症状改善,常于数月后疗效达到高峰。

#### 2.甲泼尼龙冲击疗法

反复发生危象或大剂量泼尼松不能缓解,住院危重病例、已用气管插管或呼吸机可用,每天 1 g,口服,连用 3～5 天。如 1 个疗程不能取得满意疗效,隔 2 周可再重复 1 个疗程,共治疗 2～3 个疗程。

### (三)免疫抑制剂

严重的或进展型病例必须做胸腺切除术,并用抗胆碱酯酶药。症状改善不明显者可试用硫唑嘌呤;小剂量皮质激素未见持续疗效的患者也可用硫唑嘌呤替代大剂量皮质激素,常用剂量为 2～3 mg/(kg·d),最初自小剂量 1 mg/(kg·d)开始,应定期检查血常规和肝、肾功能。白细胞计数低于 $3×10^9$/L 应停用;可选择性抑制 T 和 B 淋巴细胞增生,每次 1 g,每天 2 次,口服。

### (四)血浆置换

用于病情急骤恶化或肌无力危象患者,可暂时改善症状,或于胸腺切除术前处理,避免或改善术后呼吸危象,疗效持续数天或数月,该法安全,但费用昂贵。

### (五)免疫球蛋白

通常剂量为 $0.4\ g/(kg\cdot d)$,静脉滴注,连用 $3\sim5$ 天,用于各种类型危象。

### (六)胸腺切除

60 岁以下的重症肌无力患者可行胸腺切除术,适用于全身型重症肌无力包括老年患者,通常可使症状改善或缓解,但疗效常在数月或数年后显现。

### (七)危象的处理

**1.肌无力危象**

肌无力危象最常见,常因抗胆碱酯药物剂量不足引起,注射依酚氯铵或新斯的明后症状减轻,应加大抗胆碱酯药的剂量。

**2.胆碱能危象**

抗胆碱酯酶药物过量可导致肌无力加重,出现肌束震颤及毒蕈碱样反应,依酚氯铵静脉注射无效或加重,应立即停用抗胆碱酯酶药,待药物排出后重新调整剂量或改用其他疗法。

**3.反拗危象**

抗胆碱酯酶药不敏感所致。依酚氯铵试验无反应。应停用抗胆碱酯酶药,输液维持或改用其他疗法。

### (八)慎用和禁用的药物

奎宁、吗啡及氨基苷类抗生素、新霉素、多黏菌素、巴龙霉素等应禁用,地西泮、苯巴比妥等应慎用。

## 五、护理

### (一)护理诊断

**1.活动无耐力**

活动无耐力与神经-肌肉联结点传递障碍;肌肉萎缩、活动能力下降;呼吸困难、氧供需失衡有关。

**2.废用综合征**

废用综合征与神经肌肉障碍导致活动减少有关。

3.吞咽障碍

吞咽障碍与神经肌肉障碍(呕吐反射减弱或消失、咀嚼肌肌力减弱、感知障碍)有关。

4.生活自理缺陷

生活自理缺陷与眼外肌麻痹、眼睑下垂或四肢无力、运动障碍有关。

5.营养不足

低于机体需要量与咀嚼无力、吞咽困难致摄入减少有关。

**(二)护理措施**

(1)轻症者适当休息,避免劳累、受凉、感染、创伤、激怒。病情进行性加重者须卧床休息。

(2)在急性期,鼓励患者充分卧床休息。将患者经常使用的日常生活用品(如便器、卫生纸、茶杯等)放在患者容易拿取的地方。根据病情或患者的需要协助其日常生活活动,以减少能量消耗。

(3)指导患者使用床档、扶手、浴室椅等辅助设施,以节省体力和避免摔伤。鼓励患者在能耐受的活动范围内,坚持身体活动。患者活动时,注意保持周围环境安全,无障碍物,以防跌倒,路面防滑,防止滑倒。

(4)给患者和家属讲解活动的重要性,指导患者和家属对受累肌肉进行按摩和被动/主动运动,防止肌肉萎缩。

(5)选择软饭或半流质饮食,避免粗糙干硬、辛辣等刺激性食物。根据患者需要供给高蛋白、高热量、高维生素饮食。吃饭或饮水时保持端坐、头稍微前倾的姿势。给患者提供充足的进餐时间、喂饭速度要慢,少量多餐,交替喂液体和固体食物,让患者充分咀嚼、吞咽后再继续喂。把药片碾碎后制成糊状再喂药。

(6)注意保持进餐环境安静、舒适;进餐时,避免讲话或进行护理活动等干扰因素。进食宜在口服抗胆碱酯酶药物后30~60分钟,以防呛咳。如果有食物滞留,鼓励患者把头转向健侧,并控制舌头向受累的一侧清除残留的食物或喂食数口汤,让食物咽下。如果误吸液体,让患者上身稍前倾,头稍微低于胸口,便于分泌物引流,并擦去分泌物。在床旁备吸引器,必要时吸引。患者不能由口进食时,遵医嘱给予营养支持或鼻饲。

(7)注意观察抗胆碱酯酶药物的疗效和不良反应,严格执行用药时间和剂量,以防因用量不足或过量导致危象的发生。

**(三)应急措施**

(1)一旦出现重症肌无力危象,应迅速通知医师;立即给予吸痰、吸氧、简易呼吸器辅助呼吸,做好气管插管或切开,人工呼吸机的准备工作;备好新斯的明等药物,按医嘱给药,尽快解除危象。

(2)避免应用一切加重神经肌肉传导障碍的药物,如吗啡、利多卡因、链霉素、卡那霉素、庆大霉素和磺胺类药物。

**(四)健康指导**

1.入院教育

(1)给患者讲解疾病的名称,病情的现状、进展及转归。

(2)根据患者需要,给患者和家属讲解饮食营养的重要性,取得他们的积极配合。

2.住院教育

(1)仔细向患者解释治疗药物的名称、药物的用法、作用和不良反应。

(2)告知患者常用药治疗方法、不良反应、服药注意事项,避免因服药不当而诱发肌无力危象。

(3)肌无力症状明显时,协助做好患者的生活护理,保持口腔清洁防止外伤和感染等并发症。

3.出院指导

(1)保持乐观情绪、生活规律、饮食合理、睡眠充足,避免疲劳、感染、情绪抑郁和精神创伤等诱因。

(2)注意根据季节、气候,适当增减衣服,避免受凉、感冒。

(3)按医嘱正确服药,避免漏服、自行停服和更改药量。

(4)患者出院后应随身带有卡片,包括姓名、年龄、住址、诊断证明,目前所用药物及剂量,以便在抢救时参考。

(5)病情加重时及时就诊。

# 第四节 重症病毒性肝炎

大多数病毒性肝炎预后良好,少部分人出现肝功能衰竭,我国定名为重型肝炎,预后较差。起病 10 天内出现急性肝功能衰竭现象称急性重症型;起病 10 天以上出现肝功能衰竭现象称亚急性重症型;在有慢性肝炎、肝硬化或慢性病毒携带状态病史的患者,出现肝功能衰竭表现称慢性重型肝炎。

## 一、诊断

### (一)病因

本病病原体为各型肝炎病毒。肝炎病毒与机体的免疫反应都与本病的发病有关。发病多有诱因,如急性肝炎起病后,未适当休息、治疗,嗜酒或服用损害肝脏药物、妊娠或合并感染等。

### (二)诊断要点

#### 1.病史

急、慢性肝炎患者有明显的恶心、呕吐、腹胀等消化道症状。肝功能严重损害,特别是黄疸急骤加深,血清总胆红素 > 171 $\mu$mol/L 或每天上升幅度 >17 $\mu$mol/L。在胆红素增高的同时,血清转氨酶活性反而相对较低,呈"胆-酶分离"现象。凝血酶原活动≤40%,有肝性脑病、出血、腹水等表现。要注意区别急性、亚急性、慢性重型肝炎的不同点,发病 10 天以内出现的重型肝炎是急性重型肝炎,其特点为肝性脑病出现早、肝浊音界缩小较明显。发病 10 天～8 周出现的重型肝炎为亚急性重型肝炎,临床表现主要为严重消化道症状、重度黄疸、水肿及腹水,可有肝性脑病。慢性重型肝炎是在原有慢性肝炎或肝炎后肝硬化基础上出现的亚急性重型肝炎的临床表现,肝浊音界缩小不明显,病程一般较长。

#### 2.危重指标

(1)突然出现精神、神志改变,即肝性脑病变化,从轻微的情绪与言行改变至严重的肝昏迷。

(2)短期内黄疸急剧加重,胆固醇或胆碱酯酶明显降低。

(3)腹胀明显加重,出现"胃型";腹水大量增加、尿量急剧减少等表现。

(4)凝血酶原活动度极度减低,出血现象明显,或有 DIC 表现。

(5)出现严重并发症如感染、肝肾综合征等。

#### 3.辅助检查

(1)血常规:急性重型肝炎可有白细胞升高及核左移。慢性重型肝炎由于脾功能亢进,故白细胞总数升高不明显,血小板计数多有减少。

(2)肝功能明显异常:尤以胆红素升高明显,胆固醇(酯)与胆碱酯酶明显降低。慢性重型肝炎多有清蛋白明显减少,球蛋白升高,A/G 比值倒置。

(3)凝血酶原时间延长:凝血酶原活动度降低至 40% 以下。可有血小板计数减少、纤维蛋白原减少、纤维蛋白降解产物(FDP)增加等 DIC 的表现。

(4)血氨升高:正常血氨静脉血中应＞58 $\mu$mol/L(100 $\mu$g/dL),动脉血氨更能反映肝性脑病的轻重。

(5)氨基酸谱的测定:支链氨基酸正常或轻度减少,而芳香氨基酸增多,故支/芳比值下降。

(6)脑电图:可有高电压及阵发性慢波。脑电图检查有助于肝性脑病的早期诊断及判断预后。

(7)肾功能检查:有肝肾综合征时常有尿素及血清肌酐升高。

(8)各种肝炎病毒标志物检查:可确定病原及发现多型病毒重叠感染患者。

(9)肝活检:对不易确诊的患者应考虑做肝穿刺活检。但术前、术后应做好纠正出血倾向的治疗。如注射维生素 $K_1$、凝血酶原复合物、新鲜血浆,以改善凝血酶原活动度。术前、术后还可注射止血药。加强监护以防意外。

**(三)鉴别诊断**

**1.药物及肝毒性毒物引起的急性中毒性重型肝炎**

本病应有服药史及毒物史,如抗结核药、磺胺类药、抗真菌药(酮康唑)等,中草药中的川楝子、雷公藤、黄药子也可引起,毒物中有毒蕈中毒、蛇毒等。

**2.妊娠急性脂肪肝**

本病多发生于第 1 胎,妊娠后期,急性上腹痛,频繁呕吐,黄疸深重,出血,很快出现昏迷、抽搐、B 超检查可见肝脏回声衰减。

## 二、治疗

**(一)治疗原则**

治疗原则主要是综合治疗,包括支持疗法,防止肝坏死,改善肝功能,促进肝细胞再生,防止出血、肝性脑病、肝肾综合征、合并感染等并发症。

**(二)常规治疗**

**1.一般支持疗法**

(1)绝对卧床休息,记 24 小时出入量,密切观察病情变化。

(2)保证必要的热量供应,尽可能减少饮食中的蛋白质,以控制肠内氨的来源。补充足量维生素 C、维生素 $K_1$ 及 B 族维生素。

(3)静脉输液,以 10% 葡萄糖液 1 500～2 000 mL/d,内加水飞蓟素、促肝细胞生长素、维生素 C 2.0～5.0 g,静脉滴注。大量维生素 E 静脉滴注,有助于消除氧自由基的中毒性损害。

(4)输新鲜血浆或全血,1次/2～3天,人血清蛋白5～10 g,1次/天。

(5)支链氨基酸250 mL,1～2次/天。

(6)根据尿量及血中钠、钾、氯化物检测结果,调整补充电解质,以维持电解质平衡,防止低血钾。

**2.防止肝细胞坏死,促进肝细胞再生**

(1)肝细胞再生因子(HGF)80～120 mg溶于10%葡萄糖液250 mL,静脉滴注,1次/天。

(2)胸腺素15～20 mg/d,溶于10%葡萄糖液内静脉滴注。

(3)10%葡萄糖液500 mL加甘利欣150 mg或加强力宁注射液80～120 mL,静脉滴注,1次/天。10%门冬氨酸钾镁30～40 mL,溶于10%葡萄糖液中静脉滴注,1次/天。长期大量应用注意观察血钾。复方丹参注射液8～16 mL加入500 mL右旋糖酐-40内静脉滴注,1次/天。改善微循环,防止DIC形成。

(4)前列腺素$E_1$(PGE$_1$),开始为100 $\mu$g/d,以后可逐渐增加至200 $\mu$g/d,加于10%葡萄糖液500 mL中缓慢静脉滴注,半个月为1个疗程。

(5)胰高血糖素-胰岛素(G-I)疗法,方法为胰高血糖素1 mg,普通胰岛素10 U共同加入10%葡萄糖液500 mL内,缓慢静脉滴注,1～2次/天。

**3.防治肝性脑病**

(1)严格低蛋白饮食,病情严重时可进无蛋白饮食,待病情好转后再逐渐增加。

(2)口服乳果糖糖浆10～30 mL,3次/天以使粪便pH降到5为宜,从而达到抑制肠道细菌繁殖、减轻内毒素血症。选用大黄煎剂、小量硫酸镁、20%甘露醇20～50 mL口服、口服新霉素、食醋保留灌肠等。

(3)防止低血钾与碱血症,用支链氨基酸或六合氨基酸250 mL静脉滴注,1～2次/天。

(4)消除脑水肿,有脑水肿倾向者用20%甘露醇250 mL,加压快速静脉滴注。

**4.防治出血**

(1)观测血小板计数、凝血酶原时间、纤维蛋白原等,以便及早发现DIC征兆,尽早采取相应措施。早期应给改善微循环、防止血小板聚集的药物,如川芎嗪160～240 mg,复方丹参注射液8～18 mL,双嘧达莫400～600 mg等,加入葡萄糖液内静脉滴注。500 mL 右旋糖酐-40 加山莨菪碱注射液 10～20 mg,静脉滴注,如确已发生 DIC,应按 DIC 治疗。

(2)凝血因子的应用,纤维蛋白原 1.5 g 溶于 100 mL 注射用水中,缓慢静脉滴注,1 次/天。输新鲜血浆或新鲜全血。

(3)大剂量维生素 K₁ 应早应用,有人认为大剂量维生素 K₁、维生素 C、维生素 E 合用,可使垂死的肝细胞复苏。

(4)酚磺乙胺 500 mg,静脉注射,1 或 2 次/天。

(5)对有消化道大出血者,除输血及全身用止血药外,应进行局部相应处理。消化道出血,可口服凝血酶,每次 2 000 U;奥美拉唑 40 mg 静脉注射,1 次/6 小时;西咪替丁,每晚 0.4～0.8 g,可防治胃黏膜糜烂出血。对门静脉高压引起的上消化道出血,在血压许可的条件下,持续静脉滴注酚妥拉明以降低门脉压,可起到理想的止血效果。酚妥拉明 20～30 mg 加入 10% 葡萄糖液 1 000～1 500 mL 缓慢静脉滴注 8～12 小时,注意观察血压。

5.防治肾衰竭

(1)尽量避免用有肾毒性的药物。

(2)选用川芎嗪、复方丹参、山莨菪碱、右旋糖酐-40 等。如已有肾功能不全、尿少者,应按急性肾衰竭处理。注意水、电解质平衡,防止高血钾。

(3)适当用利尿药,可用呋塞米 20～100 mg 稀释后静脉注射。

(4)经用药不能缓解高血钾与氮质血症,应行腹膜透析。

6.防感染

(1)注意口腔护理,保持病室空气清新,防止交叉感染。及早发现感染征兆,要特别注意腹腔、消化道、呼吸道、口腔、泌尿系统感染。可用乳酸菌制剂,以低于 50 ℃ 的低温水冲服,以预防肠道感染。

(2)及早用抗生素,在没有找到致病菌前,一般首先考虑革兰阴性菌感染,全面考虑选用抗生素。要特别注意避免使用肾毒性与肝毒性抗生素。

**三、急救护理**

**(一)护理目标**

(1)患者及家属了解重症肝炎的诱发因素。

(2)患者症状改善,无护理并发症。

(3)为患者提供优质的护理服务,提高危重患者的生存质量,降低病死率。

(4)护士熟练掌握重症肝炎护理及预防保健知识。

**(二)护理措施**

**1.休息与活动**

卧床休息,病情允许时尽量采取平卧位。症状好转,黄疸消退,肝功能改善后,可逐渐增加活动量,以不感到疲劳为宜。肝功能正常1个月后可恢复日常活动及工作。

**2.饮食**

(1)饮食原则:高热量、高维生素、低脂、优质蛋白、易消化饮食。

(2)肝性脑病神志不清时禁止摄入蛋白质饮食,清醒后可逐渐增加蛋白质含量,每天约20 g,以后每隔3～5天增加10 g,逐渐增加至40～60 g/d。最好以植物蛋白为宜。

(3)肝肾综合征时低盐或无盐饮食,钠限制每天250～500 mg,进水量限制在1 000 mL/d。

(4)为患者提供清洁、舒适的就餐环境,促进食欲。

**3.预防感染**

(1)保持病房空气清新,减少探视。加强病房环境消毒,每天常规进行地面、物表、空气消毒。

(2)注意饮食卫生及餐具的清洁消毒,避免交叉感染。

(3)加强无菌操作,防止医源性感染。

(4)严格终末消毒。

**4.心理护理**

重症肝炎患者病情危重,病死率高,患者及家属易形成恐惧的心理状态,对治疗失去信心。护士应详细了解患者及家属对疾病的态度,耐心倾听患者诉说,安慰患者,建立良好的护患关系。讲解好转的典型病例,使患者树立战胜疾病的信心。

**5.症状护理**

(1)观察患者生命体征、神志、瞳孔、尿量的变化,并做好记录。

(2)每周测量腹围和体重。利尿速度不宜过快,腹水伴水肿者,每天体重下降≤1 000 g。单纯腹水患者,每天体重下降≤400 g。

(3)避免肝性脑病的各种诱发因素:注意保持大便通畅,防治感染,禁用止痛、麻醉、安眠和镇静药物,维持水、电解质和酸碱平衡。

(4)观察有无肝性脑病、出血、肝肾综合征等并发症的发生,如有病情变化及时汇报医师并配合抢救。

6.三腔二囊管护理

(1)胃气囊充气 200～300 mL,食道囊充气 150～200 mL。

(2)置管期间可因提拉过猛或患者用力咳嗽出现恶心,频繁期前收缩甚至窒息症状,应立即将气囊口放开,放出三腔管内气体,并行进一步处理。

(3)经常抽吸胃内容物,观察有无再出血。

(4)置管期间应保持口、鼻清洁,忌咽唾液、痰液,以免误入气管。

(5)置管 24 小时应放气 15～30 分钟,以免食管、胃底黏膜受压过久坏死。

(6)出血停止后放出气囊的气体,保留管道,继续观察 12～24 小时,无出血现象可考虑拔管,拔管前应吞服液状石蜡 20～30 mL。

7.健康教育

(1)向患者及家属讲解重症肝炎的诱因。

(2)按照医嘱合理用药,了解常用药物的作用、正确用量、用法、不良反应。勿自行使用镇静、安眠药物。

(3)合理饮食:高热量、高维生素、低脂、优质蛋白、易消化饮食。

(4)预防交叉感染:实施适当的家庭隔离,如患者的餐具、用具和洗漱用品应专用,定时消毒。

(5)避免劳累、饮酒及应用肝损害药物。

(6)定期复查肝功能。

# 参考文献

[1] 程宁宁.临床专科护理实践[M].沈阳:沈阳出版社,2020.

[2] 程娟.临床专科护理理论与实践[M].开封:河南大学出版社,2020.

[3] 梁玉玲.基础护理与专科护理操作[M].哈尔滨:黑龙江科学技术出版社,2020.

[4] 李秋华.实用专科护理常规[M].哈尔滨:黑龙江科学技术出版社,2020.

[5] 潘洪燕,龚姝,刘清林,等.实用专科护理技能与应用[M].北京:科学技术文献出版社,2020.

[6] 万霞.现代专科护理及护理实践[M].开封:河南大学出版社,2020.

[7] 郝翠平.临床疾病基础护理[M].北京:科学技术文献出版社,2020.

[8] 雷颖.基础护理技术与专科护理实践[M].开封:河南大学出版社,2020.

[9] 丁晓东.神经外科疾病诊疗与护理[M].北京:科学技术文献出版社,2020.

[10] 王丽.常见护理疾病诊疗学[M].昆明:云南科技出版社,2020.

[11] 蔡怡.实用专科护理实践[M].北京:科学技术文献出版社,2020.

[12] 章志霞.现代临床常见疾病护理[M].北京:中国纺织出版社,2021.

[13] 王秀卿.实用专科护理指导[M].天津:天津科学技术出版社,2020.

[14] 杨杰.现代临床专科护理新进展[M].开封:河南大学出版社,2020.

[15] 刘晓艳.临床常见疾病护理[M].北京:科学技术文献出版社,2020.

[16] 潘忠伦.临床专科常规护理[M].北京:中国中医药出版社,2020.

[17] 张梅.现代专科护理常规[M].汕头:汕头大学出版社,2020.

[18] 尹玉梅.实用临床常见疾病护理常规[M].青岛:中国海洋大学出版社,2020.

[19] 赵文华,梁晓棠,曲千里,等.口腔科疾病诊疗与护理[M].成都:四川科学技术出版社,2021.

[20] 刘峥.临床专科疾病护理要点[M].开封:河南大学出版社,2021.

[21] 叶丹.临床护理常用技术与规范[M].上海:上海交通大学出版社,2020.

[22] 陈荣珠,朱荣荣.妇产科手术护理常规[M].合肥:中国科学技术大学出版社,2020.

[23] 崔海燕.常见疾病临床护理[M].北京:科学技术文献出版社,2020.

[24] 赵安芝.新编临床护理理论与实践[M].北京:中国纺织出版社,2020.

[25] 刘萍.现代妇产科疾病诊疗学[M].开封:河南大学出版社,2020.

[26] 张敬芝.内科疾病诊治与护理[M].北京:科学技术文献出版社,2020.

[27] 吴平霞.临床常见疾病护理[M].北京:中国纺织出版社,2020.

[28] 张金兰.实用临床肿瘤护理[M].沈阳:沈阳出版社,2020.

[29] 黄黎.常见疾病诊疗与护理[M].长春:吉林科学技术出版社,2020.

[30] 陈璐璐.临床疾病护理技能[M].天津:天津科学技术出版社,2020.

[31] 姜艳,张丽,窦立清.临床疾病护理实践[M].北京:科学技术文献出版社,2020.

[32] 何丽.骨科疾病护理精要[M].天津:天津科学技术出版社,2020.

[33] 吕巧英.医学临床护理实践[M].开封:河南大学出版社,2020.

[34] 丁小萍,彭飞,胡三莲.骨科疾病康复护理[M].上海:上海科学技术出版社,2020.

[35] 李海英.内科疾病临床护理[M].北京:科学技术文献出版社,2020.

[36] 邹丹.妇产科护理的主要感染问题及应对措施[J].基层医学论坛,2021,25(2):281-283.

[37] 卢晶.慢性宫颈炎患者的护理方法与护理效果观察[J].中国医药指南,2020,18(4):214-215.

[38] 吴雪梅.循证护理在脑出血患者预防下肢深静脉血栓形成中的应用效果[J].中外医学研究,2020,18(9):96-98.

[39] 王朝阳,于静,舒玲,等.手术室专科护理质量指标体系的构建及应用[J].齐鲁护理杂志,2020,26(10):131-133.

[40] 张丽娟,刘婷,朱才平,等.急诊分诊安全管理在急诊护理中的应用[J].医学信息,2021,34(A1):192-193.